Victor Moebus Farias
Luiz Antonio Moura Keller
Robson Maia Franco

ÉVALUATION DE LA QUALITÉ DES PRÉPARATIONS POUR NOURRISSONS PROPOSÉES AUX NOUVEAU-NÉS

Victor Moebus Farias
Luiz Antonio Moura Keller
Robson Maia Franco

ÉVALUATION DE LA QUALITÉ DES PRÉPARATIONS POUR NOURRISSONS PROPOSÉES AUX NOUVEAU-NÉS

ScienciaScripts

MERCI

A l'Universidade Federal Fluminense, le laboratoire de contrôle microbiologique des produits d'origine animale (LCMPOA), le département de technologie alimentaire - MTA de l'école vétérinaire de l'UFP.

Au Programme d'études supérieures en médecine vétérinaire de l'UFF, pour le soutien apporté pendant le développement de la recherche.

A la Coordination pour l'Amélioration du Personnel de l'Enseignement Supérieur (CAPES) pour la bourse accordée pour les études.

A mon superviseur, Robson Maia Franco, pour les connaissances transmises, pour les conseils, pour les longues conversations et les rires, pour l'affection et pour m'avoir accepté comme étudiant dans le cours.

À mon conseiller, Luiz Antonio Moura Keller, pour m'avoir ouvert ces portes, pour son soutien et ses encouragements, pour avoir toujours été présent et être plus qu'un conseiller.

Au chef du service de nutrition de l'hôpital universitaire Antônio Pedro pour l'accès à l'unité de lactation et la fourniture des échantillons, et aux techniciens et serveurs du secteur pour la préparation des échantillons.

Aux docteurs Eliane Rodrigues et Marcos Aronovich, et au laboratoire du Centre d'État pour la recherche sur la qualité des aliments (CEPQA) / PESAGRO - Rio, pour la possibilité de formation depuis la fin des études et l'utilisation d'un espace pour ce projet.

Au Professeur Kelly Keller, et au Laboratoire de Mycologie et Mycotoxines (LAMICO) de l'Université Fédérale de Minas Gerais, pour avoir réalisé les analyses toxicologiques de ce projet.

Au professeur Eliana Mesquita, pour le soutien, les encouragements, les oreilles tendues, les conversations et les blagues.

À ma famille, pour m'avoir toujours attendu et accueilli le week-end, avec de délicieux plats dans le four et du café frais.

A ma chère Camilla, pour tout son amour, sa compagnie et son soutien. Pour être la meilleure petite amie du monde, pour la patience et les encouragements dont j'ai fait preuve pour mener à bien ce projet, et pour être toujours à mes côtés pour me soutenir dans de nouveaux projets.

À mon frère Matheus, pour son soutien, sa compagnie, ses discussions tardives et pour être le meilleur copilote que l'on puisse désirer.

À mes amis du premier cycle universitaire, pour avoir été avec moi à chaque instant pendant toutes ces années.

À mes amis, Beatriz Clarissa et Leonardo Pinto, pour leur aide dans plusieurs parties du projet.

A toute la famille X, pour avoir été plus que des amis à Niterói.

À mes amis de Lan & House, pour leur soutien et leur compréhension à l'égard des réunions manquées.

A toute l'équipe du CEPQA, pour tout le soutien, les encouragements, les conseils et les enseignements techniques et académiques durant toutes ces années.

Aux collègues du Laboratoire des poissons et du Centre de santé et de toxicologie animale pour leur compagnie.

Aux compagnons d'après-graduation, pour la convivialité et la camaraderie pendant les disciplines.

Aux garçons du Reach pour avoir formé une famille à Niterói.

RÉSUMÉ

En raison des changements subis par la société et son rythme, les habitudes alimentaires sont modifiées et de plus en plus négligées, notamment l'alimentation des nourrissons. S'il devient nécessaire d'inclure des préparations pour nourrissons dans l'alimentation des enfants, en particulier des nouveau-nés. Compte tenu de la fragilité de la population cible, il est important de réaliser des études pour évaluer les éventuels dangers microbiologiques et toxicologiques auxquels les consommateurs sont exposés ainsi que la pertinence de ces dangers. La qualité microbiologique et toxicologique des préparations pour nourrissons destinées à la petite enfance, proposées par l'unité de lactation de l'hôpital universitaire Antônio Pedro, Université fédérale de Fluminense, a été évaluée. Les dénombrements des bactéries hétérotrophes aérobies mésophiles (MBHAM), des entérobactéries, des bactéries lactiques, des *staphylocoques* à coagualase positive, de *Bacillus cereus, du* nombre le plus probable (NPP) de coliformes totaux et la recherche de *Salmonella* spp. ont été effectués, comme décrit dans le manuel APHA (2015). MPN d'*Enterococcus* spp. selon le manuel Merck et recherche de *Cronobacter sakazakii selon la* méthodologie décrite par la norme ISSO/TS 22964. La recherche de champignons filamenteux et de champignons xérophiles a été effectuée en utilisant respectivement les milieux DRBC et DG18, en suivant la méthodologie proposée par Pitt et Hocking (1998) et Abarca (1994). La détermination de l'aflatoxine M1 a été réalisée par fluorimétrie après extraction associée à des méthodes immuno-enzymatiques. Après l'évaluation des 36 échantillons, les bactéries lactiques, *B. cereus, C. sakazakii, les* coliformes, les enterobacteriaceae, *Enterococcus* spp. et *Salmonella spp.* n'ont été détectés dans aucun des échantillons. L'analyse a révélé des valeurs moyennes (UFC/mL) : aérobies mésophiles de $3,54 \times 10^3$; staphylocoques à coagulase positive $3,89 \times 10^1$; champignons filamenteux et xérophiles $8,14 \times 10^2$ et $2,34 \times 103$, respectivement. Les données obtenues dans l'étude ont prouvé la sécurité de l'aliment et le respect de la législation en vigueur, corroborant les recommandations de consommation immédiate après remise en suspension du produit, ainsi que les recommandations de stockage du produit afin d'éviter la prolifération de micro-organismes pathogènes. La quantification de l'aflatoxine M1 dans tous les échantillons analysés est restée en dessous de la limite de détection de la technique (<0.013 mg/kg), étant en dessous de ce qui est recommandé par la legislation, ne présentant pas de risque pour le consommateur. Les valeurs de comptage obtenues dans cette étude peuvent être interprétées comme le reflet de défauts lors du traitement du produit, du choix de la matière première et de la manipulation lors de la reconstitution. Cependant, dans les échantillons analysés, les valeurs de comptage se sont révélées conformes aux niveaux recommandés par la législation, et donc conformes et propres à la consommation.

Mots clés : préparations pour nourrissons, numération fongique, *Salmonella* spp., aflatoxine M1, *Cronobacter sakazakii.*

RÉSUMÉ

1 INTRODUCTION

Selon l'Organisation mondiale de la santé (OMS), l'importance de l'allaitement exclusif est recommandée au cours des six premiers mois de la vie, suivi de la poursuite de l'allaitement avec des aliments complémentaires jusqu'à deux ans ou plus (OMS, 2003). L'allaitement peut être classé comme total si seul le lait maternel est donné, mixte si des préparations pour nourrissons sont également données, et partiel si l'allaitement est accompagné d'aliments complémentaires (GUERRA et al., 2012).

L'allaitement maternel est extrêmement important pour les nouveau-nés en raison de son potentiel nutritionnel : il aide à combattre les infections et développe le système immunitaire du nouveau-né (VICTORIA et al., 1987). La société dans son ensemble a subi des changements et est entrée de plus en plus dans un rythme accéléré. Le rythme accéléré de la vie moderne n'est pas propice à la création d'habitudes alimentaires saines, car il entraîne une consommation croissante d'aliments transformés et industrialisés. Avec cela, l'insertion des femmes sur le marché du travail, et souvent la nécessité de reprendre des activités professionnelles, finit par réduire la période d'allaitement, entraînant la nécessité d'une complémentation alimentaire.

Selon l'Agence nationale de surveillance de la santé (ANVISA), les aliments destinés à la supplémentation de la nutrition entérale, sont définis comme ceux destinés à compléter le régime alimentaire d'un individu, lorsque cela est nécessaire, et ne peuvent cependant pas remplacer l'alimentation elle-même (BRASIL, 2018). Comme tout aliment, les compléments alimentaires peuvent également présenter des risques pour la population. Que ce soit sous la forme de risques biologiques, tels que la présence de bactéries et de champignons. Ainsi que des résidus de substances chimiques, inducteurs potentiels d'empoisonnement et de processus allergènes.

Il est donc nécessaire de réaliser des études sur les risques afin de les connaître et de les évaluer dans les limites de sécurité pour la population cible. Les études qui évaluent et contrôlent ces matrices, quant aux risques et aux contaminants, attestent non seulement de la norme d'identité et de qualité des produits, mais subventionnent également la communauté avec des données importantes lorsqu'il s'agit de produits largement consommés.

2 **FONDEMENT THÉORIQUE**

2.1 NOUVEAU-NÉS : LAIT MATERNEL ET ALLAITEMENT MATERNEL

Le lait humain est le seul aliment ingéré en quantité suffisante par les nouveau-nés, qui présente une valeur nutritionnelle, énergétique et immunologique élevée. Le lait maternel est important pour la croissance et le développement du nouveau-né, en plus d'aider à la formation du système immunitaire, du système nerveux, et de faciliter le développement émotionnel et cognitif (OMS, 2018). Le premier contact entre la mère et l'enfant a une importance prioritaire dans la vision humanisée des soins au bébé en salle d'accouchement. Afin d'éviter des séparations inutiles, qui pourraient nuire à l'allaitement et à la proximité du bébé, il est important de réduire les interventions effectuées dans le post-partum immédiat à ce qui est strictement nécessaire, lorsqu'il s'agit d'un bébé à faible risque (CRUZ ; SUMAN ; SPÍNDOLA, 2007).

La composition nutritionnelle du lait humain présente une valeur de lipides supérieure à 3%, représentant environ 50% de la valeur calorique des aliments (VIEIRA et al., 2004). Il constitue une excellente source de cholestérol, d'acides gras essentiels et de vitamines (INNIS ; DYER ; NELSON, 1994).

En raison du métabolisme du nouveau-né, un apport élevé en protéines est nécessaire, surtout pendant les premiers mois de vie. Le lait maternel a une teneur en protéines d'environ 1,2 %. Environ 60 à 90 % de ce contenu est constitué de protéines sériques, la moitié environ de la concentration étant constituée d'alpha-lactalbumine, nécessaire au transport du fer (CALIL ; FALCÃO, 2003). Le lait humain contient également des concentrations élevées d'acides aminés essentiels de haute valeur biologique, tels que la cystine et la taurine, qui sont importants pour le développement du système nerveux central. Ceci est important pour les bébés prématurés, car ils sont incapables de les synthétiser en raison de déficiences enzymatiques (SILVA ; ESCOBEDO ; GIOIELLI, 2007).

En raison des caractéristiques nutritionnelles et cognitives, l'allaitement maternel au cours des premiers mois est encouragé par les organismes internationaux et l'utilisation d'aliments complémentaires n'est pas recommandée, sauf dans certaines situations. Les raisons médicales énumérées dans les recommandations internationales comme acceptables pour l'utilisation d'aliments de complément ou de remplacement sont des exceptions : les nouveau-nés de très faible poids de naissance

(< 1 500 g), les prématurés de moins de 32 semaines d'âge gestationnel, ceux qui ne peuvent pas prendre de poids ou maintenir le degré d'hydratation avec le seul lait maternel, ceux dont la mère souffre d'une maladie grave ou prend des médicaments contre-indiqués pendant l'allaitement, et ceux qui présentent des erreurs innées du métabolisme (OMS, 2009a).

2.2 FORMULES POUR NOURRISSONS

2.2.1 **La législation**

Les compléments alimentaires, selon l'ANVISA, sont des produits à ingérer par voie orale, présentés sous des formes pharmaceutiques, destinés à compléter le régime alimentaire d'individus en bonne santé avec des nutriments, des substances bioactives, des enzymes ou des probiotiques, seuls ou en combinaison (BRASIL, 2018). La définition a été rédigée sur la base des directives du *Codex Alimentarius* (FAO, 2005) et de normes internationales telles que celles de la Food and Drug Administration (FDA), qui définit un complément alimentaire comme un produit destiné à compléter le régime alimentaire et contenant un ou plusieurs des ingrédients alimentaires suivants : vitamine, minéral, produit à base de plantes ou autre produit botanique et acides aminés (FDA, 1995). Parmi les groupes d'âge, il y a deux groupes dans lesquels la supplémentation est plus nécessaire, les personnes âgées et les nouveau-nés.

Les formules utilisées dans la supplémentation des nouveau-nés peuvent être définies comme un produit, sous forme liquide ou en poudre, utilisé lorsque cela est indiqué, pour les nourrissons en bonne santé à partir du sixième mois de vie jusqu'à douze mois d'âge incomplet (11 mois et 29 jours) et pour les enfants en bonne santé de la petite enfance, constituant le principal élément liquide d'un régime alimentaire progressivement diversifié (BRASIL, 2011a).

Dans la résolution collégiale (RDC) n° 44 de 2011, l'abrogation de l'ordonnance n° 977 de 1998 du ministère de la Santé est incluse en raison des mises à jour du *Codex Alimentarius* et des progrès de la recherche et des nouvelles découvertes sur le sujet. Cependant, le nouveau CDR ne comprend pas les normes de qualité microbiologique et le contrôle des résidus dans les produits, soit la norme microbiologique contenue dans le point 25 du CDR n° 12 de 2001 (BRASIL, 2001) et les limites de mycotoxines dans le CDR n° 07 de 2011 (BRASIL, 2011b).

Les limites des résidus de médicaments sont déterminées par deux programmes. Le ministère de l'Agriculture agit par le biais du Plan national de contrôle des résidus dans les produits d'origine animale (PNCR) (BRASIL, 1999), tandis que l'ANVISA agit avec le Programme national d'analyse des résidus de médicaments vétérinaires dans les aliments exposés à la consommation (PAMvet) (BRASIL, 2003a).

2.2.2 **Composants et risques globaux potentiels**

La sécurité alimentaire s'est imposée dans le contexte du commerce international des produits agricoles et d'élevage, la santé des consommateurs étant la priorité mondiale et, par conséquent, la qualité des matières premières utilisées dans la production alimentaire. Il est important de prendre en considération les ingrédients utilisés dans la production, tels que les protéines de lactosérum, principale source de protéines des compléments étudiés et produit d'origine animale de plus forte concentration, qui peuvent être associés à divers microorganismes, notamment des bactéries du groupe des coliformes, *Escherichia coli* et *Staphylococcus aureus* (ALIJALOUD et al., 2013 ; CORTEZ et al., 2013).

Les composants d'origine végétale peuvent également être associés à des champignons tels que le genre *Aspergillus,* souvent liés à la production de toxines (GERMANO ; GERMANO, 2011).

Les mycotoxines trouvées peuvent également être associées aux genres *Fusarium* et *Penicillium,* et peuvent provenir aussi bien de produits végétaux qu'animaux et, bien qu'elles ne soient pas souvent associées à des affections aiguës, une ingestion prolongée est liée à des infections chroniques. Tous ces facteurs sont des facteurs de risque pour le consommateur immunodéprimé et doivent être élucidés (DILKIN, 2002 ; FORSYTHE, 2002).

Un autre problème qui mérite d'être mentionné est la présence de résidus antimicrobiens, tels que les p-lactames, la tétracycline et les aminoglycosides. Les résidus rendent les aliments impropres à la consommation humaine car ils peuvent provoquer des allergies, l'ingestion continue compromettant les systèmes immunitaire, endocrinien et nerveux, supprimant la moelle osseuse et augmentant le risque de cancer (AYTENFSU ; MAMO ; KEBEDE, 2016). Le développement de la résistance bactérienne par l'ingestion d'aliments contenant des résidus peut influencer le traitement du patient, entraînant des échecs et des rechutes, ainsi que l'utilisation de médicaments plus toxiques pour le patient (BRODY, 2006).

En 2005, le ministère de la santé a mis en œuvre au Brésil le programme d'analyse des résidus de médicaments vétérinaires dans les aliments, dans lequel sont énumérés les groupes d'antimicrobiens qui doivent être surveillés dans les matrices laitières. Dans le rapport publié en 2009, il est souligné la recherche des groupes d'antibiotiques suivants : p-lactames, tétracyclines, amfénicols, aminoglycosides et macrolides (BRASIL, 2009).

2.2.3 Composants nutritionnels des préparations pour nourrissons

Selon la FAO (2008), les meilleures options pour remplacer le lait maternel sont les préparations pour nourrissons lorsque l'allaitement maternel n'est pas possible. C'est pourquoi de nombreux produits ont été développés et formulés pour répondre aux carences nutritionnelles résultant de l'ingestion de lait maternel.

Aujourd'hui, l'industrie dispose d'une technologie avancée pour fabriquer différents types de préparations pour nourrissons pour chaque segment, mais il est impossible de reproduire le lait humain. En raison de la variation des nutriments dans les matières premières utilisées dans la préparation des préparations pour nourrissons, comme le lait bovin et le soja, il a été établi que les préparations pour nourrissons devaient présenter des niveaux de nutriments similaires à ceux présentés dans le lait maternel (FAO, 2008 ; KASHLAN et al, 1991).

Les préparations pour nourrissons ont généralement le lait bovin comme matière première de base. Comme le lait ne convient pas aux nouveau-nés, la matière première doit être soumise à un traitement technologique pour améliorer la digestion et l'absorption (MOURA, 2007).

En raison de la différence entre l'osmolarité du lait bovin et celle du lait humain, le lait, avant le traitement thermique, est dilué jusqu'à une osmolarité similaire à celle du lait humain. La plupart des formules comprennent du lactose, du saccharose, du sirop de maïs (fructose) et/ou de la maltose-dextrine et d'autres ajoutent de l'amidon de différentes sources, afin de compenser la concentration de solides totaux dans le produit (FOMON, 1987 ; MOURA, 2007).

Après dilution, le lait entier est soumis à un traitement thermique pour obtenir le produit déshydraté afin d'augmenter sa durabilité en raison de la réduction de l'activité de l'eau et, par conséquent, de sa disponibilité pour participer aux transformations chimiques, biochimiques et microbiologiques (JENSEN, 2002).

En ce qui concerne les protéines, outre la dilution initiale du lait, il est nécessaire d'ajouter des protéines, soit des protéines de lactosérum, soit du lactosérum déminéralisé. Cette addition vise à améliorer le rapport protéines de lactosérum/caséine du produit final, car la concentration de caséine dans le lait bovin est deux fois plus élevée que dans le lait maternel (MAHAN et al., 1998).

L'ajout de taurine, présente dans le lait humain et absente du lait bovin, a été effectué dans certaines formulations en raison de son rôle dans le développement et la formation du cerveau et de la rétine chez les nouveau-nés. Dans les préparations pour nourrissons répondant à des besoins diététiques spécifiques, des formulations sont développées avec de la lacto-albumine hydrolysée et des acides aminés ajoutés. En cas d'allergie aux protéines d'origine animale, la base protéique utilisée est la protéine de soja, qui est également très allergène (MOURA, 2007).

L'ajout d'huiles végétales vise à augmenter la concentration en acides gras essentiels lors de l'utilisation de laits écrémés pour la fabrication de préparations pour nourrissons. En raison de cette addition, les préparations pour nourrissons ont un rapport élevé d'acides gras polyinsaturés/saturés et peu ou pas de cholestérol (ESCOBAR et al, 2002).

Lors de la dilution, la concentration en minéraux du lait est réduite à des niveaux proches de ceux du lait maternel, ce qui est nécessaire en raison de l'excès de minéraux dans le lait bovin, comme le sodium, dont la concentration est trois fois plus élevée que dans le lait humain, ce qui rend nécessaire une déminéralisation partielle comme étape complémentaire (LONNERDAL, 2000).

La teneur en fer des deux types de lait est similaire, mais le lait bovin ne contient pas de fer héminique et, par conséquent, il y a des pertes lors de l'absorption de ce minéral (COSTA ; MONTEIRO, 2004). Moura (2007) a observé dans son étude que le lait bovin a également la capacité d'inhiber l'absorption du fer, sous les deux formes, à partir d'autres aliments ingérés par l'enfant, ce qui nécessite l'ajout d'une supplémentation en fer dans les préparations pour nourrissons afin de minimiser cette différence.

Le zinc présente également une absorption différenciée, et sa biodisponibilité dans le lait humain est élevée, atteignant 41% d'absorption contre 28% dans le lait bovin, 31% dans les formules et 14% dans les formules à base de soja, étant nécessaire l'ajout lors de la fabrication des formules infantiles (JOHNSON ; EVANS, 1978). Ainsi que des vitamines multiples pour répondre aux besoins des nouveau-nés (ESCOBAR et al., 2002).

2.3 MICROBIOTE ÉTUDIÉ

2.3.1 **Micro-organismes aérobies mésophiles**

Le groupe des microorganismes aérobies mésophiles totaux englobe les microorganismes aérobies hétérotrophes dont la plage de température de croissance optimale est de 30 à 40°C (APHA, 2015).

La FAO indique que la numération mésophile totale doit être appliquée au produit fini ou à tout autre point qui fournit les informations nécessaires à des fins de vérification. La production sûre de ces produits dépend du maintien d'un niveau élevé de contrôle hygiénique, et l'emploi de critères microbiologiques supplémentaires est une question qui relève du fabricant comme moyen d'évaluation continue de ses programmes d'hygiène, et non de l'autorité compétente. Les critères proposés pour les bactéries mésophiles aérobies reflètent les bonnes pratiques de fabrication (BPF), fournissant des indications utiles sur le statut hygiénique des étapes de transformation (FAO, 2008 ; NATIONAL RESEARCH COUNCIL, 1985). L'augmentation des numérations au-delà des limites recommandées est le signe d'une accumulation bactérienne dans des équipements tels que les évaporateurs ou d'une contamination due à des fuites dans les échangeurs de chaleur à plaques (ibid).

Pour les aliments qui subissent un traitement thermique, l'analyse de ce groupe a une grande pertinence lorsqu'aucun résultat n'est trouvé pour des analyses plus spécifiques pour les microorganismes pathogènes, car même si aucun microorganisme pathogène n'a été trouvé dans un échantillon, un nombre élevé de microorganismes mésophiles aérobies indique que l'aliment peut être impropre à la consommation (APHA, 2015).

Dans une denrée alimentaire non périssable telle qu'une préparation en poudre pour nourrissons, la numération élevée de ce groupe de micro-organismes indique l'utilisation de matières premières contaminées ou un traitement inadéquat du point de vue hygiénique et sanitaire. Après remise en suspension des préparations pour nourrissons, celles-ci deviennent des aliments périssables et cette numération indique une contamination lors de la préparation ou des conditions de temps et une température de stockage inadéquate (BEUCHAT et al., 2013 ; FRANCO ; LANDGRAF, 2003 ;).

2.3.2 **Enterobacteriaceae**

Les entérobactéries sont des bacilles Gram négatif aérobies et anaérobies facultatifs qui appartiennent à la famille des *entérobactéries.* Bien qu'ils aient une distribution ubiquitaire, la plupart d'entre eux habitent les intestins des humains et des animaux, soit en tant que membres du microbiote normal, soit en tant qu'agents pathogènes. Les principaux genres de ce groupe sont *Escherichia, Shigella, Salmonella et Enterobacter* (FRANCO ; LANDGRAF, 2003).

La présence de tout membre de la famille des *Enterobacteriaceae* est indésirable dans les produits pasteurisés. La méthode de dénombrement des entérobactéries totales présente une plus grande sensibilité pour détecter la contamination post-traitement que le test de dénombrement des coliformes, en plus d'être plus rapide et d'englober les micro-organismes pathogènes ne fermentant pas le lactose (APHA, 2015).

2.3.3 **Bactéries du groupe des coliformes**

Le groupe des coliformes est composé de bacilles Gram négatifs, aérobies et aérobies facultatifs, non sporulés, appartenant à la famille des Enterobacteriaceae et capables de fermenter le lactose avec production d'acide et de gaz. Ce groupe est formé de deux groupes, les coliformes totaux et les coliformes thermotolérants, étant désignés par l'ANVISA comme coliformes à 35°C et coliformes à 45°C, respectivement (APHA, 2015 ; BRASIL, 2001).

Le groupe des coliformes totaux est celui capable de fermenter le lactose lorsqu'il est incubé à 35°C pendant 48 heures, étant formé par plus de 20 espèces comprenant des bactéries provenant du tractus gastro-intestinal des humains et des animaux à sang chaud (APHA, 2015 ; SILVA ; JUNQUEIRA ; SILVEIRA, 1997). La présence de coliformes totaux dans un échantillon n'indique pas nécessairement la présence de micro-organismes pathogènes. Le groupe des coliformes thermotolérants

est ainsi nommé parce qu'ils font fermenter le lactose lorsqu'ils sont incubés à une température comprise dans la plage suivante
44,5 - 45,5°C pendant 24 heures. Les principaux genres qui composent le groupe sont *Escherichia, Enterobacter et Klebsiella, Escherichia coli* étant le principal représentant du groupe et le seul qui a pour habitat naturel l'intestin des humains et d'autres animaux à sang chaud, étant ainsi directement lié aux contaminations d'origine fécale (ibid).

La numération des entérobactéries, des coliformes et d'*E. colipermite permet* d'évaluer la qualité globale d'un aliment ou les conditions hygiénico-sanitaires présentes lors de la transformation des aliments. La présence de micro-organismes de ces groupes dans les produits soumis à un traitement thermique peut indiquer une inefficacité du processus de pasteurisation ou l'apparition d'une contamination post-traitement (FRANCO ; LANDGRAF, 2003).

2.3.4 **Staphylocoque à coagulase positive**

Les *staphylocoques* sont des cocci à Gram positif, anaérobies facultatifs, non sporulés, immobiles, capables de former de petites rangées ou de s'agglutiner en grappes. Ils ne produisent généralement pas de capsule (SCHLEIFER ; BELL, 2015).
L'espèce la plus étudiée est *Staphylococcus aureus, que l'*on trouve couramment chez l'homme et l'animal, colonisant la peau et la muqueuse nasale, mais sans causer de dommages aux porteurs sains, responsable de la plupart des intoxications causées par l'ingestion d'aliments contaminés. D'autres espèces du genre *Staphylococcus ont* été mises en évidence comme des pathogènes opportunistes potentiels, en particulier chez les patients immunodéprimés (GERMANO ; GERMANO, 2011).
Les staphylocoques ont une plage de température très large, allant de 7 à 48°C, et sont détruits dans les produits soumis à un traitement thermique. La présence de *Staphylococcus* dans le produit final est due à des défaillances dans le traitement technologique ou à une contamination post-traitement (ICMSF, 1996 ; STEWART, 2003).
La multiplication bactérienne entraîne le risque de produire des composés toxiques, tous résistants à la chaleur et à action rapide dans le tractus gastro-intestinal, compromettant ou non l'aspect général du produit (CDC, 2018).

La prévention de la prolifération des *staphylocoques* dans les aliments repose sur des mesures d'hygiène, notamment le contrôle des matières premières, une manipulation correcte, le nettoyage et la désinfection des équipements. Ces pratiques ne sont généralement pas suffisantes pour prévenir ou réduire son apparition et sa prolifération dans les produits alimentaires, nécessitant l'association avec d'autres traitements pour empêcher cette prolifération (HENNEKINNE et al., 2012).

En raison du traitement thermique employé, la présence de *staphylocoques* dans les préparations pour nourrissons se produit sporadiquement dans les préparations pour nourrissons en raison de contaminations post-traitement ou pendant la manipulation du produit pour la consommation (BUCHANAN ; ONI, 2012). Puisque ces bactéries sont des colonisateurs de la peau, de la bouche et du nez des manipulateurs (TRABULSI ; ALTERTHUM, 2008).

2.3.5 *Bacillus cereus*

Le genre *Bacillus* est composé de bâtonnets à Gram positif, aérobies ou aérobies facultatifs. Certaines espèces sont mobiles, produisent des toxines et ont la capacité de former des spores. Ils sont présents seuls, en paires ou en chaînes et sont généralement associés au sol, mais peuvent également se trouver dans l'eau et les aliments. Ils provoquent des maladies d'origine alimentaire et des infections opportunistes et produisent des spores résistantes à la chaleur, aux radiations et à la dessiccation, compromettant les aliments contaminés (LOGAN ; VOS, 2015). Parmi les espèces appartenant au genre, *Bacillus cereus* se distingue, souvent associé aux céréales et aux farineux, et producteur de toxines capables de provoquer la détérioration des aliments en raison de la production d'enzymes (REIS, 2012). Le micro-organisme peut se multiplier dans une plage de pH comprise entre 4,3 et 9,3. La plupart des souches sont mésophiles, avec une température de croissance optimale entre 25-37°C, mais présentant quelques souches avec des caractéristiques psychrotrophes (SCHOENI ; WONG, 2005).

B. cereus est largement répandu dans la nature et est lié à des épidémies de maladies causées par différentes toxines : syndrome diarrhéique et syndrome émétique. Le syndrome émétique se caractérise par des signes et des symptômes liés aux vomissements et est provoqué par la présence de toxines thermostables dans les aliments peu après leur ingestion. Par contre, la forme diarrhéique, dont le principal symptôme est la diarrhée, est associée aux toxines thermolabiles et met plus de temps à se manifester (FORSYTHE, 2002 ; TRABULSI ; ALTERTHUM, 2008).

Le contrôle de la contamination par *B. cereus dans les* aliments est très compliqué, notamment dans l'industrie laitière. Les principaux facteurs qui empêchent l'élimination de *B. cereus* dans l'industrie sont la difficulté d'obtenir du lait cru exempt de *B. cereus,* en raison de sa large distribution dans la nature et de la capacité de formation de spores, qui sont capables de résister à des traitements thermiques drastiques et à d'autres conditions de stress, en plus d'adhérer fortement aux surfaces des ustensiles et des équipements (ANDERSSON et al., 1995). La présence de spores revêt une importance particulière dans le lait stérilisé, agissant comme un agent de détérioration en raison de sa capacité à produire des enzymes qui altèrent les caractéristiques sensorielles du produit (ORDÓNEZ, 2005 ; REIS, 2012).

La présence de spores de *B. cereus* dans l'environnement de manipulation d'une laiterie est critique. Une fois l'échantillon contaminé par les spores, le *B. cereus* peut reprendre sa forme végétative après reconstitution à l'aide d'eau chauffée, et doit être consommé dès que possible pour éviter d'augmenter la numération microbienne. En raison de la fragilité du groupe d'âge auquel ce produit sera proposé, l'ensemble du processus et son contrôle doivent être réalisés selon les bonnes pratiques de fabrication et puisque la présence de *B. cereus*, même en petites quantités, représente un risque de toxi-infection alimentaire dû à la multiplication bactérienne provoquée par un stockage inadéquat (REZENDE-LAGO et al., 2007).

2.3.6 *Enterococcus* spp.

Le genre *Enterococcus* est composé de cocci Gram positif, aérobies facultatifs, résistants au stress, ne produisant pas de spores et généralement négatifs à la catalase. Des études indiquent la présence d'une activité hémolytique, mais il existe une grande variation entre les espèces (SVEC ; DEVRIESE, 2015).

Depuis de nombreuses années, le genre est employé dans les technologies fermentaires dans le domaine alimentaire, étant utilisé comme probiotique. Cependant, récemment, le genre *Enterococcus s'est* distingué comme un agent pathogène pour l'homme, bien que les facteurs de virulence ne soient pas entièrement élucidés. Les espèces *E. faecalis,* considérées comme les plus pathogènes du genre, et *E. faecium* sont les plus fréquemment rencontrées dans le tractus gastro-intestinal humain, suivies par les espèces *E. avium* et *E. hirae.* La pathogénicité accrue du genre est due au développement de la résistance aux antimicrobiens, les souches sont résistantes à plusieurs antimicrobiens, dont la vancomycine (KAARME et al., 2015 ; NES ; DIEP ; IKE, 2014 ; SOARES-SANTOS ; BARRETO ; SEMEDO-LEMSADDEK, 2015).

2.3.7 **Bactéries lactiques**

Le groupe des bactéries lactiques est composé de bactéries à Gram positif, de morphologie variée, mésophiles, généralement immobiles et non sporulées, de différents genres, anaérobies ou microaérophiles facultatifs, dont la principale caractéristique de ce groupe est leur capacité à fermenter le glucose, un sous-produit de la dégradation du lactose, le principal sucre du lait, en produisant de l'acide lactique. Ils sont également capables de produire plusieurs facteurs antimicrobiens, tels que des acides organiques, du peroxyde d'hydrogène, des nisines et des bactériocines (FORSYTHE, 2002 ; OLIVEIRA, 2009).

Les bactéries lactiques sont très répandues dans la nature, même dans les environnements défavorables à leur croissance. Ils sont utilisés pour les aliments fermentés, les viandes, les légumes, les boissons, les fruits et comme probiotiques. On les trouve également comme constituants des voies respiratoires et gastro-intestinales, ainsi que dans les cavités des humains et des animaux. Industriellement, la fermentation par les bactéries lactiques contribue également à la conservation des aliments en produisant des agents antibactériens et en acidifiant le milieu (OLIVEIRA, 2009).

Cependant, la présence de bactéries lactiques peut également être nuisible lorsqu'elle provoque une réduction du pH, résultant de l'accumulation de l'acide lactique produit, ce qui entraîne la précipitation de la caséine dans le lait cru (ORDÓNEZ, 2005).

Ce groupe comprend les genres *Pediococcus, Streptococcus, Lactococcus, Leuconostoc, Lactobacillus* et *Bifidobacterium* (FORSYTHE, 2002 ; OLIVEIRA, 2009).

2.3.8 *Salmonella* spp.

Les micro-organismes du genre *Salmonella* sont des bacilles à Gram négatif appartenant à la famille des Enterobacteriaceae, anaérobies facultatifs et ne formant pas de spores. Ils sont capables de produire du sulfure d'hydrogène (H_2S) et la plupart ont pour principal réservoir le tractus gastro-intestinal des animaux homéothermes, certains sérovars étant strictement spécifiques à une espèce (ICMSF, 1998 ; POPOFF ; LE MINOR, 2015).

La concentration nécessaire pour provoquer des complications chez l'homme dépend de certains facteurs, tels que le sérotype de *Salmonella, la* sensibilité de l'individu et le type d'aliment concerné. Les cellules bactériennes ont la particularité d'être entourées de globules de graisse, ce qui constitue un risque lorsque l'on pense aux aliments à forte teneur en lipides. Cette caractéristique rend la bactérie résistante au pH de l'estomac et à l'action des enzymes (ICMSF, 1998).

La viande de poulet est l'un des plus importants vecteurs de transmission de *Salmonella* spp. en ce qui concerne la pathogénicité chez l'homme. Les symptômes de l'infection causée par *Salmonella* spp. comprennent des complications gastro-intestinales, comme la diarrhée et les coliques, et de la fièvre, et peuvent durer jusqu'à sept jours, mais ne nécessitent pas d'hospitalisation. Cependant, les personnes ayant une faible immunité peuvent développer une affection plus grave avec la propagation de la bactérie à d'autres systèmes, pouvant conduire à la mort (CDC, 2015).

La contamination par *Salmonella* spp. peut se produire à n'importe quel stade de la préparation des aliments. Les défaillances dans le stockage des aliments, les défauts de manipulation, l'augmentation du commerce des plats préparés et la consommation accrue d'aliments crus ou soumis à un traitement thermique inefficace sont des facteurs identifiés comme responsables de l'augmentation des cas de salmonellose (EVANGELISTA, 2009).

2.3.9 *Cronobacter sakazakii*

Cronobacter sakazakii, anciennement *Enterobacter sakazakii,* est un agent pathogène à Gram négatif, aérobie facultatif, opportuniste, en forme de bâtonnet, généralement mobile et présentant une large gamme de températures et de pH de croissance. Ils sont capables de former des biofilms et résistent à la chaleur, aux rayons ultraviolets, aux acides gastriques, à la pasteurisation en raison de leur capacité à produire une capsule d'hétéropolysaccharide et à divers antimicrobiens. Les épidémies causées par le micro-organisme sont généralement associées aux préparations pour nourrissons déshydratées, mais d'autres aliments ont été associés à des cas de la maladie. Des cas d'infection ont été signalés chez des enfants et des personnes âgées, mais les mécanismes de pathogénicité et de virulence n'ont pas encore été élucidés (FAKRUDDIN et al., 2013 ; IVERSEN et al., 2008 ; IVERSEN ; FORSYTHE, 2003 ; KALYANTANDA, SHUMYAK et ARCHIBALD, 2015).

Plusieurs épidémies d'infections hospitalières impliquant des nouveau-nés ont présenté *C. sakazakii* comme l'agent étiologique et la plupart ont associé les poudres de lait maternisé et le lait en poudre comme sources de contamination (ACKER et al., 2001 ; CLARK et al., 1990 ; LEHNER et STEPHAN, 2004).

La législation brésilienne ne prévoit pas de limites maximales pour la présence de ce pathogène dans ce type d'aliments (BRASIL, 2001). Selon Franco (2012), cette bactérie est considérée comme un agent émergent et capable de causer de grands dommages à la santé du consommateur. Quant aux normes internationales, la FDA et la Communauté européenne établissent que, dans les préparations pour nourrissons, la norme requise est l'absence de *C. sakazakii* (COMMUNAUTÉ EUROPÉENNE, 2005 ; FDA, 2019).

2.3.10 Mycobiote

Les champignons sont capables de se développer dans différents types d'environnement, et peuvent être présents dans l'eau, le sol, les débris et les êtres vivants tels que les humains et les animaux. La multiplication peut se faire à la fois sexuellement et asexuellement, selon l'espèce, et la dispersion se produit dans la nature par les animaux, l'eau et surtout le vent, ce qui augmente leur distribution. Ce sont principalement des saprophytes, qui consomment la matière organique présente dans le sol, mais ils peuvent également être associés à des conserves, sous forme de spores, ainsi qu'à toute une série d'ustensiles utilisés pour la manipulation des aliments (OLIVEIRA, 2014 ; TRABULSI ; ALTERTHUM, 2008).

La plupart des champignons considérés comme pathogènes sont liés au sol (TRABULSI ; ALTERTHUM, 2008). En ce qui concerne la résistance, les champignons filamenteux et les levures sont capables de se développer dans des environnements où l'activité de l'eau et le pH sont plus faibles (4,5 à 6,0 pour les levures et 3,5 à 4,0 pour les champignons filamenteux) par rapport aux bactéries (FORSYTHE, 2002 ; GERMANO ; GERMANO, 2011).

Les facteurs de virulence des champignons ne sont pas très bien élucidés, étant généralement attribués à la variété génétique, à la capacité d'adhérer aux surfaces et à la production de toxines et d'enzymes. Il existe également une capacité de relations synergiques avec d'autres microorganismes, ce qui favorise le développement des champignons (TRABULSI ; ALTERTHUM, 2008).

La contamination fongique se trouve souvent dans les aliments à faible activité de l'eau, comme les aliments en poudre, en particulier les aliments riches en protéines et en glucides. Les champignons filamenteux ont la capacité de se propager par les conidies, qui leur confèrent une résistance aux adversités environnementales et aux températures extrêmes. Ainsi, les produits ayant un potentiel de désinfection, tels que ceux employés dans l'asepsie et la désinfection des ustensiles utilisés lors des manipulations, n'ont souvent aucune efficacité pour contrôler les conidies fongiques (MOURA et al., 2014 ; SANTOS et al., 2014).

La présence de champignons dans les environnements hospitaliers constitue un risque sérieux pour les patients, car beaucoup sont affaiblis. Le système de ventilation des unités hospitalières constitue une excellente source de contamination fongique en raison du nettoyage inefficace du système dans son ensemble et des filtres utilisés dans les sorties d'air. Les plateaux de climatisation sont pointés comme la principale source de contamination dans ces environnements présentant *Aspergillus* sp. et *Penicillium* sp. comme les contaminants fongiques les plus fréquents (AFONSO et al., 2004 ; MARTINS-DINIZ et al. 2005 ; MOBIN ; SALMITO, 2006 ; QUADROS et al., 2009).

La production de toxines fongiques, les mycotoxines, est observée dans les produits d'origine végétale et animale et peut être détectée à tous les niveaux de la chaîne alimentaire. Ce sont des métabolites secondaires produits principalement par les genres *Aspergillus, Fusarium* et *Penicillium* (FORSYTHE, 2002).

Les champignons xérophiles sont connus pour se développer dans des environnements à activité hydrique réduite, indépendamment d'autres facteurs de croissance (PITT, 1998). La facilité des champignons à se développer dans des aliments à faible activité aqueuse (Aa), la production de conidies et la capacité des compléments en poudre à réabsorber l'humidité de l'environnement sont également des facteurs de grande importance, surtout si l'on considère le groupe de population auquel sont destinés les compléments alimentaires analysés (FAO, 2006).

Parmi les champignons xérophiles, il existe un groupe appelé xérophile modéré, qui est capable de se développer dans un milieu à faible activité de l'eau et ne nécessite pas de milieu spécifique pour sa croissance. Dans ce groupe, nous pouvons souligner les espèces des genres *Aspergillus* et *Penicillium* (SAMSON, 2002).

2.4 CONTAMINANTS CHIMIQUES

2.4.1 **Mycotoxines**

Le genre *Aspergillus* est associé dans le monde entier à la production de toxines, en particulier dans les régions au climat plus chaud. La contamination est généralement due à des défaillances dans la récolte et le stockage des produits d'origine végétale, permettant la prolifération du champignon et la production de toxines, l'aflatoxine B1 et B2, cette dernière en plus faible concentration. Lorsque les produits sont utilisés dans la fabrication d'aliments pour animaux, l'aflatoxine B1 présente est biotransformée dans le foie des ruminants et excrétée dans le lait sous forme d'aflatoxine M1 (AFM1), capable de produire des effets toxiques aigus et cancérigènes chez plusieurs espèces animales. Il est possible que l'AFM1 se lie de manière irréversible à la caséine du lait, qu'elle résiste à la pasteurisation et à d'autres processus de production de produits laitiers, et qu'elle soit ainsi transmise à l'homme (GERMANO ; GERMANO, 2011).

L'ingestion de produits contaminés par des champignons et des mycotoxines peut entraîner une maladie toxinique. Les cas aigus sont associés à des lésions rénales ou hépatiques, tandis que l'exposition prolongée est associée au cancer du foie. Il existe également une possibilité d'apparition d'altérations mutagènes dues à des lésions de l'ADN et tératogènes, entraînant des cancers infantiles pendant la période embryonnaire (FORSYTHE, 2002 ; TRABULSI ; ALTERTHUM, 2008).

Les précautions à prendre avec les AFM1 doivent commencer dès la qualité initiale de l'échantillon, car cette toxine est thermorésistante et survit à des températures élevées, comme l'ont démontré Iha et al. (2013), dans lesquels des concentrations d'AFM1 ont été trouvées dans une fourchette de 20 à 760ng/kg dans 100 % des échantillons de lait UHT et en poudre évalués.

Le RDC n° 07 de 2011 (2011b) fixe la limite maximale d'aflatoxine M1 dans le lait de consommation à 0,50pg/kg du produit final. Cette détermination est rédigée sur le modèle des valeurs déterminées par la communauté européenne dans laquelle des concentrations de 0,05pg/kg ou L d'AFM1 dans les préparations pour nourrissons sont prévues, lorsqu'il y a connaissance des dangers associés à l'ingestion de la mycotoxine (COMMUNAUTÉ EUROPÉENNE, 2006).

À la lumière des connaissances sur ces risques, plusieurs auteurs ont souligné au fil des ans la nécessité d'accroître la précaution et le contrôle des mycotoxines au niveau mondial afin de minimiser cet apport (ALVITO et al., 2010 ; MEUCCI et al., 2009 ; TONON ; SAVI ; SCUSSEL, 2018).

2.4.2 **Résidus antimicrobiens**

Les antimicrobiens sont des composés qui réduisent ou inhibent la croissance microbienne lorsqu'ils sont utilisés à des concentrations inhibitrices optimales. Les antimicrobiens peuvent être divisés en antibiotiques et chimiothérapies, les antibiotiques étant des substances naturellement produites par des champignons, des levures ou d'autres micro-organismes et les chimiothérapies étant des substances chimiques produites par synthèse (Carneiro, 2011). Les antimicrobiens sont des médicaments importants utilisés en médecine humaine et vétérinaire. Dans le domaine de la médecine vétérinaire, les antibiotiques sont utilisés pour le traitement thérapeutique des infections, l'usage prophylactique pour la prévention des maladies avant ou après une exposition à ceux-ci, et comme additifs alimentaires pour favoriser la croissance des animaux. Ils sont largement utilisés dans toutes les phases de la production, ou du cycle de vie des animaux, notamment dans les infections de la glande mammaire (mastite) et dans les maladies des voies respiratoires (BUZALSKI ; REYBROECK, 1997 ; SHAO et al., 2009).

Mitchell et al. (1998), ont déclaré que théoriquement, toutes les voies d'administration des antimicrobiens conduisent à l'apparition de résidus dans les aliments d'origine animale. Par conséquent, plusieurs des résidus présents dans l'organisme des animaux peuvent être transférés à la population par le biais du lait et des produits laitiers. Les concentrations trouvées dans la sécrétion du lait peuvent varier et peuvent être attribuées à plusieurs facteurs tels que : les classes d'antimicrobiens, le type de formulation de l'antimicrobien appliqué, les variations entre les espèces, la différence de pH entre le plasma sanguin et le lait, la quantité de lait produite et la période de grâce (NASCIMENTO ; MAESTRO ; CAMPOS, 2001 ; SHAO et al., 2009). Cette présence est souvent signalée dans la littérature (BANDO et al., 2009 ; BERENDSEN et al., 2010 ; LOPEZ et al., 2008 ; RODRIGUES ; DALL'AGNOLB ; BITTENCOURTA, 2012 ; TROMBETE ; SANTOS ; SOUZA, 2014).

Selon Netto et al. (2005), au Brésil, la classe des p-lactamines est la classe d'antimicrobiens la plus utilisée dans le traitement des infections chez les vaches laitières. Les résidus générés par l'administration de ces médicaments peuvent être dangereux pour la santé des consommateurs. Ils peuvent provoquer des réactions allergiques et toxiques, à court terme chez certains individus sensibles, et à long terme, peuvent entraîner des effets toxiques chroniques ou le développement de bactéries résistantes aux antibiotiques chez l'homme (BANDEIRA et al., 2014 ; GASTALHO ; SILVA ; RAMOS, 2014 ; GOMES ; DEMOLY, 2005 ; RAISONPEYRON, 2001 ; SILVA ; HOLLENBACH et al., 2010 ; SILVA ; TEJADA ; TIMM, 2014).

2.5 DÉTECTION DES CONTAMINANTS CHIMIQUES

2.5.1 **Méthodes de dépistage**

Afin d'effectuer une analyse de dépistage sur les échantillons suspects, des méthodologies simples et faciles à réaliser sont utilisées, telles que la chromatographie sur couche mince (CCM) et les techniques ELISA (Enzyme Linked Immuno-Sorbent Assay) pour la détection des mycotoxines. Bien que ces techniques soient très sensibles et puissent donner un résultat quantitatif pour la détection des analytes en question, elles sont couramment utilisées comme méthodes de dépistage où la présence ou l'absence de mycotoxines est évaluée de manière qualitative (OMS, 2001).

La technique CCD consiste à placer sur une plaque chromatographique un spot de l'échantillon à évaluer et, en parallèle, un spot d'un analyte standard préalablement solubilisé dans un solvant. Après la procédure, la plaque est éluée avec un autre mélange do solvant3 et, après séchage, la plaque est placée dans une chambre à ultraviolets dans laquelle il sera possible d'évaluer la fluorescence des séries et de calculer le facteur de rétention (FR) des échantillons. La présence d'une mycotoxine est confirmée si l'échantillon présente la même RF que l'étalon (SHUNDO ; SABINO, 2006). La quantification des mycotoxines dans l'échantillon doit être faite par la méthodologie de récupération décrite par SCOTT (1997).

Bien qu'il s'agisse d'une technique relativement facile à réaliser et couramment employée, le nombre de publications utilisant la CCD a diminué au fil du temps, car les informations relatives à son utilisation et à ses données n'ont pas été publiées (SHUNDO ; SABINO, 2006 apud TRUCKNESS, 2001) .[1]

TRUCKSESS, M.W. *Analyse rapide (méthodes de chromatographie sur couche mince et immunochimique) des mycotoxines dans les denrées alimentaires et les aliments pour animaux. Dans :* de Koe, W.J. ; Samsom, R.A. ; van Egmond, H.P. ; Gilbert, J. ; Sabino, M. (eds). Ponsen&Looyen, Wageningen, Pays-Bas, 2001, p.29-40.

ELISA est une technique basée sur le principe de l'interaction spécifique entre l'anticorps et l'antigène. La technique comprend deux étapes, la première étant la réaction entre l'anticorps et l'antigène et la seconde la révélation de la réaction par l'hydrolyse enzymatique qui se produit entre le complexe antigène-enzyme et le substrat (ZHENG ; RICHARD ; BINDER, 2006).

L'Organisation mondiale de la santé indique que le test ELISA est un test de dépistage dans les aliments d'origine animale et végétale (OMS, 2001). L'ELISA est une technique de faible coût et d'exécution facile, ne nécessitant pas de main-d'œuvre qualifiée. Son utilisation dans les analyses de contrôle de la qualité des aliments contribue à l'optimisation du processus de détection des aflatoxines grâce à la sensibilité, la spécificité et la rapidité de la méthode (OMS, 2001 ; ZHENG ; RICHARD ; BINDER, 2006).

ZHENG et al. (2006) ont également décrit que le test ELISA est efficace pour la détection de concentrations supérieures à 2,5ppb. Toutefois, compte tenu de l'incidence élevée de résultats faussement positifs, de la faible reproductibilité, de la variation des résultats de 30 à 300 % et de la possibilité de résultats faussement négatifs décrits par AMARAL et JUNIOR (2006), il a été recommandé d'utiliser des techniques de confirmation, comme la chromatographie, pour confirmer les résultats positifs du test ELISA.

En ce qui concerne les matrices d'origine laitière, OLIVEIRA ; GERMANO (1996) ont évalué l'efficacité de la technique ELISA dans la quantification de l'aflatoxine M1 dans du lait en poudre artificiellement contaminé après reconstitution et n'ont pas trouvé de variation significative entre les concentrations ajoutées et les concentrations détectées dans les échantillons de lait.

Dans une autre étude, KIM et al. (2000), n'ont trouvé aucune différence significative dans les résultats obtenus lors de l'analyse des niveaux d'aflatoxine M1 dans le lait pasteurisé, les préparations pour nourrissons, le lait en poudre et les yaourts, en utilisant ELISA et HPLC.

2.5.2 **Chromatographie liquide à haute performance**

La chromatographie liquide à haute performance (CLHP) est une technique de séparation qui, grâce à la possibilité de modifier les méthodologies utilisées, permet d'effectuer des déterminations quantitatives avec une bonne sensibilité, outre la possibilité de séparer des espèces non volatiles et thermolabiles là où la chromatographie en phase gazeuse ne peut être utilisée. Comme de nombreux composés possèdent les caractéristiques mentionnées, le champ d'application de la CLHP est extrêmement vaste.

La CLHP est prépondérante dans les détections utilisées par l'industrie pharmaceutique, les déterminations environnementales et la surveillance de certains contaminants, devenant au cours des 30 dernières années l'une des méthodes analytiques les plus utilisées à des fins qualitatives et quantitatives (TONHI et al., 2001).

Le but de la chromatographie est de séparer individuellement les différents constituants d'un mélange de substances pour les identifier, les quantifier ou obtenir une substance pure. La séparation s'effectue en faisant passer l'échantillon à travers une phase stationnaire au moyen d'un solvant qui fera office de phase mobile. Après l'injection de l'échantillon dans l'équipement, les composants de l'échantillon sont répartis entre les deux phases en fonction de leurs polarités et se déplacent plus lentement que la phase mobile en raison de la force d'attraction exercée par la phase stationnaire. Dans l'équilibre do ces forces d'attraction médiées par la polarité, la vitesse à laquelle chaque composant se déplace dans le système est déterminée, générant un modèle de temps de rétention spécifique pour chaque substance, qui peut ensuite être identifiée (DENOBILE ; NASCIMENTO, 2004).

Malgré toutes les qualités présentées par la technique, la capacité à identifier les substances est limitée. Des erreurs peuvent se produire au cours de la phase qualitative de la technique en raison des caractéristiques chimiques et structurelles des substances analysées. Bien que le temps de rétention soit caractéristique d'un composé, plusieurs autres composés de polarité similaire peuvent avoir le même temps de rétention dans les conditions chromatographiques employées, même s'ils ont des caractéristiques différentes. Cela provoquera une co-élution entre ces composés, un seul pic étant identifié avec une plus grande intensité (FELTRIN et al., 2006).

En raison des limites de la chromatographie liquide, l'utilisation de techniques complémentaires pour l'identification est devenue nécessaire. L'utilisation de la technique de spectrométrie de masse (MS) a été couplée à la chromatographie en phase liquide pour surmonter ce problème. Elle est employée dans les études de routine pour confirmer les composés cibles et déterminer l'identité des composés inconnus d'intérêt (LANÇAS, 2009). Dans le système LC/MS, l'échantillon séparé par HPLC est injecté dans le spectromètre de masse par des techniques d'ionisation à pression ambiante (IPA), qui génèrent quelques ions pour aider à déterminer la structure chimique des analytes étudiés, les ions passent à leur tour dans un analyseur et l'appareil émet des pics relatifs à la masse des ions permettant une identification plus précise (ibid).

2.6 LES FACTEURS INFLUENÇANT LA CROISSANCE MICROBIENNE

2.6.1 **Contamination pendant le traitement technologique**

L'une des formes de contamination des préparations pour nourrissons est due à des défaillances lors de leur traitement, qui peuvent être attribuées à la fois à des défaillances lors de la sélection des matières premières et lors du nettoyage des équipements. La sélection de matières premières de mauvaise qualité est directement liée au nombre de micro-organismes dans le produit final, ce qui modifie la qualité finale du produit. Ceci associé à des défaillances de traitement aboutissent à des aliments non conformes pour la consommation (SANTOS et al., 2014).

En ce qui concerne l'assainissement de l'équipement, le RDC n° 275 de 2002 indique que les processus d'assainissement se composent de deux étapes : le nettoyage et l'assainissement. Comme il s'agit d'un équipement en système fermé, ce système de nettoyage comprend des étapes de nettoyage utilisant des méthodes physiques avec des rinçages à l'eau chauffée, en alternance avec des étapes de nettoyage utilisant des produits chimiques avec des composés acides, basiques et désinfectants (BRASIL, 2002).

Habituellement, les séchoirs industriels à système fermé disposent de systèmes d'autonettoyage qui utilisent des méthodes physiques et qui, en raison de la taille de l'équipement, rendent impossible l'application de produits chimiques pour le nettoyage, ce qui favorise la formation d'un biofilm par des micro-organismes, provoquant la contamination récurrente de bactéries, telles que les espèces *Staphylococcus* spp.

(FRIEDRICZEWSK et al., 2018 ; KASNOWSKI et al., 2010 ; SALIMENA, 2014) et de champignons (REGINATO et al., 2014).

2.6.2 Contamination post-traitement

La contamination des préparations pour nourrissons lors de leur manipulation peut générer de nombreux dommages pour la santé du consommateur, notamment en milieu hospitalier. L'inefficacité des protocoles d'hygiène et de désinfection des ustensiles utilisés, associée à des défaillances humaines, est liée à l'augmentation de la numération microbienne après manipulation. L'utilisation d'ustensiles mal nettoyés contribue à une augmentation du nombre de bactéries hétérotrophes aérobies mésophiles, ce qui peut accroître la contamination initiale jusqu'à deux cycles logarithmiques (ALMEIDA, 1998 ; ROSSI et al., 2010 ; SANTOS ; TONDO, 2000 ; SANTOS et al., 2004).

La formation des manipulateurs est également essentielle pour le maintien du contrôle microbiologique des préparations pour nourrissons. Nienov et al. (2009), dans une étude évaluant la qualité microbiologique des préparations pour nourrissons, ont examiné différentes équipes pendant la routine de lactation et ont trouvé un pourcentage de contamination de plus de 50 % par des bactéries hétérotrophes aérobies mésophiles dans les échantillons évalués, ce qui démontre le rôle des manipulateurs en tant que propagateurs potentiels de micro-organismes pathogènes.

Dans une recherche menée au Canada, Leal (2010) a observé que les connaissances en matière de sécurité alimentaire étaient plus élevées chez les manipulateurs formés, ce qui renforce l'importance et les résultats positifs d'une formation en sécurité alimentaire pour les employés d'une unité de production alimentaire.

Les champignons sont connus comme des contaminants environnementaux. Par conséquent, l'endroit où ces échantillons sont manipulés est également un point critique pour l'analyse de la numération fongique. En raison de la dispersion facile de ces micro-organismes et de l'inefficacité des protocoles de nettoyage, des champignons peuvent être trouvés dans les systèmes de ventilation fermés collés aux filtres utilisés, étant des indicateurs biologiques avec une limite maximale de $7,50 \times 10^2$ CFU/m^3 (BRASIL, 2003b).

Martins-Diniz et al. (2005) ont évalué la présence de champignons dans les environnements hospitaliers et ont obtenu des valeurs moyennes de 3,33 x 10³ CFU/m³ dans les unités de soins intensifs, des valeurs bien supérieures à celles recommandées par la législation brésilienne. D'autres études ont également montré des valeurs élevées de contamination fongique dans les environnements hospitaliers, en indiquant principalement le plateau du système de climatisation comme principale source de prolifération microbienne et les genres *Aspergillus* sp. et *Penicillium* sp. comme les contaminants fongiques les plus fréquents (AFONSO et al., 2004 ; MOBIN ; SALMITO, 2006 ; QUADROS et al., 2009).

2.6.3 **Inactivation thermique pendant la manipulation**

Malgré le traitement thermique utilisé, les préparations pour nourrissons sont toujours sujettes à une contamination microbienne après leur reconstitution en raison de sources de contamination externes ou de la sporulation de micro-organismes résistants au traitement technologique. La possibilité d'une croissance microbienne après réhydratation, est un fait qui doit être pris en compte dans la consommation de préparations pour nourrissons, en particulier lorsque le produit n'est pas soumis à un chauffage après sa préparation (BEUCHAT et al., 2013).

Par conséquent, l'utilisation d'eau chaude lors de la remise en suspension des préparations pour nourrissons est importante pour réduire le nombre de microbes. Kim et Park (2007) ont évalué la présence et la résistance à terme de *C. sakazakii* dans des préparations pour nourrissons et n'ont constaté aucune réduction significative lors de l'ajout d'eau chauffée à 50°C. Cependant, l'augmentation de la température du diluant a permis d'augmenter le niveau d'inactivation. L'utilisation d'eau à 60°C a été suffisante pour provoquer une réduction de 1 - 2 log CFU/g, lorsque l'application d'eau à 70°C a été évaluée, la réduction de la concentration de *C. sakazakii* a été de 4 - 6 log CFU/g.

D'autres études ont encore démontré cette réduction microbienne, où l'ajout d'eau à 60°C a permis de réduire de 2 à 5 log CFU/g, prouvant ainsi l'efficacité de la remise en suspension avec de l'eau chauffée à au moins 60°C (CHEN et al., 2009 ; OSAILI et al., 2009).

Kennedy et al. (2005) ont observé une valeur moyenne de réduction décimale de 4,8 à

6,6 min à 60°C lorsqu'il est chauffé dans un bouillon. Dans une autre étude, menée en Inde, on souligne encore la présence de souches de *Staphylococcus aureus* dans les épidémies d'origine alimentaire extrêmement résistantes à la chaleur, avec des valeurs D à 60°C > 15 min en bouillon (NEMA et al. 2007).

Montanari et al. (2015) dans leurs études ont tout de même réussi à isoler des souches de plusieurs espèces de *Staphylococcus* ayant la capacité de survivre à 80°C, jusque là non découvertes et caractérisées.

De même que pour les bactéries, l'ajout d'eau chaude aux échantillons était suffisant pour provoquer l'inactivation ou la sporulation des champignons jusqu'à ce que l'échantillon soit à nouveau dans des conditions favorables à la croissance, comme l'ont démontré Marroni et al. (2009).

Doyle et Marth (1975) ont démontré dans leurs études que les conidies des espèces du genre *Aspergillus* sont inactivées lorsqu'elles sont soumises à une plage de température de 45 à 60°C. D'autres études corroborent ces données en démontrant l'utilisation d'une application de chauffage à 60°C pour inactiver les champignons du genre *Penicillium* (SHEARER et al., 2002 ; SALOMAO et al., 2009 ; GROOT et al., 2019).

3 **MÉTHODOLOGIE**

3.1 MATÉRIEL

L'équipement, ainsi que la plupart du matériel consommable, nécessaires au développement de la recherche étaient disponibles au Laboratoire de contrôle microbiologique des produits d'origine animale du Département de technologie alimentaire de l'École vétérinaire de l'Université fédérale Fluminense et au Centre d'État pour la recherche et la qualité des aliments (CEPQA) de la Société de recherche agricole de Rio de Janeiro (PESAGRO-RJ).

3.2 MÉTHODOLOGIE

3.2.1 **Obtention des échantillons**

Les échantillons de préparations spécifiques pour nourrissons de la petite enfance ont été fournis par la banque de lait de l'Hospital Universitário Antônio Pedro (HUAP) sous forme de complément en poudre et sous sa forme réhydratée à deux moments. Au total, 36 échantillons ont été analysés, collectés au cours de l'année 2019 avec des intervalles mensuels entre eux. Réalisation d'un total de six lots, de deux marques reconnues sur le marché, appelées échantillon X et échantillon Y, évalués sous trois formes de présentation étant eux : formule sous forme solide, recueillie au moment de l'ouverture du conditionnement primaire (T1) ; formule reconstituée sous forme liquide, au moment de la reconstitution de l'échantillon (T2) et formule reconstituée sous forme liquide, après 24 heures maintenue sous réfrigération (T3). Les échantillons ont été évalués en double.

Les échantillons évalués ont été collectés de manière aseptique à l'aide de tubes stériles. Les échantillons solides (T1) ont été recueillis dans des tubes à centrifuger stériles ouverts au moment de la collecte et les autres échantillons (T2 et T3) dans des bouteilles à bec utilisées par le lactarium pour proposer des préparations pour nourrissons, stérilisées par autoclavage, ainsi que d'autres ustensiles utilisés pour la manipulation et la préparation des produits. Les échantillons ont été préparés en suivant les protocoles de manipulation opérationnelle de HUAP afin d'évaluer correctement la qualité des produits proposés aux patients. L'échantillon T3 a été conservé sous réfrigération dans le

propre unité laitière afin d'évaluer le comportement dans les conditions de stockage de l'unité.

Comme il s'agit d'un produit en poudre, il n'a pas été nécessaire de le transporter sous réfrigération, et les soins se sont limités à éviter les dommages mécaniques et à assurer un stockage adéquat, comme le recommandent les fabricants. Les échantillons après resuspension ont été transportés sous réfrigération et immédiatement au laboratoire où les analyses ont été effectuées afin de conserver les caractéristiques des échantillons. Les échantillons T3 de chaque lot ont été transportés dans les mêmes conditions de réfrigération après la période de 24 heures, et collectés le jour suivant la première collecte.

Une fois obtenus, les échantillons ont été transportés au laboratoire de contrôle microbiologique des produits animaux du département de technologie alimentaire de l'école vétérinaire de l'université fédérale de Fluminense, où les analyses bactériologiques ont été réalisées. La numération des champignons et l'extraction des toxines ont été effectuées au Centre d'État de la qualité alimentaire (CEPQA) de PESAGRO-RJ. La séparation et l'identification des toxines et des résidus d'antibiotiques ont été effectuées au Laboratoire de mycologie et de mycotoxines (LAMICO) de l'Université fédérale de Minas Gerais.

3.2.2 **Préparation de l'échantillon**

Tous les échantillons ont été pesés sur des balances analytiques dans la zone de sécurité fournie par le brûleur Bunsen, obtenant des échantillons d'un poids de $25\pm0,2$ grammes. Pour compter les coliformes totaux, *B. cereus, les staphylocoques* à coagulase positive, les *entérocoques* et les bactéries lactiques, après avoir été pesés, les échantillons ont été dilués et homogénéisés, en utilisant 225mL de solution de sel de peptone à 0,1% comme diluant, obtenant ainsi la première dilution (10^{-1}). La même procédure a été utilisée pour vérifier la présence de *Salmonella* spp. et de *Cronobacter sakazakii,* mais avec 225mL et 450mL de solution saline de peptone tamponnée à 1% comme diluant, respectivement. Toutes les analyses ont été effectuées en double analytique afin de minimiser les erreurs de traitement.

3.2.3 **Analyses microbiologiques**

3.2.3.1 Comptage et identification bactériologique

Pour le dénombrement et l'identification bactériologique, les méthodologies décrites dans le "Compendium of Methods for the Microbiological Examination of foods" (APHA) ont été appliquées. Les dénombrements de mésophiles totaux (RYSER ; SCHUMAN, 2015), de *Bacillus cereus* (BENNET ; TALLENT ; HAIT, 2015), de staphylocoques à coagulase positive (BENNET ; HAIT ; TALLENT, 2015), de *Salmonella* spp. (COX, et al, 2015), les bactéries lactiques (NJONGMETA et al., 2015), la numération des coliformes totaux, les thermo-tolérants et les *Enterobacteriacaea* (KORNACKI ; GURTLER ; STAWICK, 2015). Pour le dénombrement du genre *Enterococcus, la* méthodologie selon MERCK (2002, modifié par FRANCO, R. ; MANTILLA, S., 2004) a été réalisée et la recherche de *Cronobacter sakazakii ;* par la méthode ISO/TS 22964 modifiée (ISO, 2006).

3.2.3.2 Dénombrement et identification des champignons

Pour le dénombrement des champignons, une dilution décimale en série a été effectuée dans des plaques (PITT ; HOCKING, 1998). Avec l'inoculation d'aliquotes de 0,1mL de chacune des dilutions dans deux milieux de culture : la gélose Dichloran Glycéro (DG18) pour les champignons xérophiles (PITT ; HOCKING, 1998) et la gélose Dichloran Rose Bengal Chloramphénicol (DRBC) pour estimer les champignons totaux (ABARCA et al., 1994). Les plaques ont été incubées à 25° C pendant sept jours. Toutes les analyses ont été effectuées en double analytique afin de minimiser les erreurs de traitement.

Extraction et analyse des résidus et des toxines

Les échantillons ont été extraits à l'aide de la méthode d'extraction modifiée basée sur QuEChERS, en suivant la méthodologie décrite dans le manuel officiel des méthodes d'analyse de l'AOAC (2007). Toutes les extractions ont été réalisées en double afin de minimiser les erreurs d'analyse. Le dépistage des échantillons a été effectué à l'aide de kits commerciaux de dosage immunoenzymatique de l'AFM1

(Aflatest®, *Vicam,* Watertown, MA, USA), en suivant les instructions du fabricant. Pour la quantification et l'analyse, l'évaluation a été réalisée dans un fluorimètre VICAM® Series-4EX (Watertown, MA, USA). Les étalons AFM1 (5mg) ont été achetés chez Sigma (St. Louis, MO, USA).

La solution mère (50pg/mL) et les solutions de travail (2pg/mL) ont été préparées dans du méthanol et leurs concentrations ont été confirmées par absorption de lumière UV à l'aide d'un spectrophotomètre Shimadzu UV-1201 (Kyoto, Japon) (AOAC 2007), stockées dans des flacons ambrés à -10°C pendant une période de trois mois. Les limites de détection (LOD) et de quantification (LOQ) ont été trouvées en ajoutant, de façon décroissante, des concentrations de la solution standard et soumises à l'extraction et à la quantification jusqu'à la plus faible concentration détectable (LOD) et la plus faible concentration quantifiable (LOQ), dans des conditions de répétabilité appropriées (n = 5, RSD < 15%). Les limites de détection et de quantification trouvées étaient de 0,013pg/kg et 0,055pg/kg, respectivement.

3.2.6 Analyse statistique

Les analyses de données ont été réalisées par analyse de la variance (ANOVA). La corrélation de Pearson et le test T ont été utilisés pour comparer les données de dénombrement des différents micro-organismes dans les différents compléments laitiers. Ainsi que le test de Pearson dans la comparaison des données de contamination par les mycotoxines, dans les différentes formulations et les comparaisons entre les temps. Les analyses ont été réalisées à l'aide du programme informatique PROC GLM de SAS (*SAS Institute,* Cary, NC).

4 **RÉSULTATS ET DISCUSSION**

4.1 RÉSULTATS

Après l'évaluation des 36 échantillons, les bactéries lactiques, *B. cereus, C. sakazakii, les* coliformes, les enterobacteriaceae, *Enterococcus* spp. et *Salmonella spp.* n'ont été détectés dans aucun des échantillons analysés. A partir des évaluations des trois temps évalués, des différentes marques de préparations pour nourrissons, les valeurs de comptage en UFC par gramme d'échantillon, sont présentées dans le tableau ci-dessous :

Tableau 1 : Comptage microbien (CFU g^{-1}) pour les aérobies mésophiles (APC), les *staphylocoques* à coagulase positive, les champignons filamenteux (DRBC) et les champignons xérophiles (DG18) dans les préparations pour nourrissons.

Échantillons	APC	Staphylocoque coagulase positive	DRBC	DG18
T1	5,0 x 102 ±1 1,25 x 102 a1	,08 x 102 ± ,08 x 10^1 a	1,39 x 103 ±3 1,16 x 103 a	,38 x 103 ± 1,69 x 103 a
T2	4,46 x 102 ± 4,38 x 102 b	< 1,0 x 10^1 b	5,17 x 102 ± 3,50 x 102 b	2,33 x 102 ± 1,17 x 102
T3	9,93 x 103 ± 8,48 x 103 c	< 1,0 x 10^1 c	5,33 x 102 ± 4,93 x 102 c	3,43 x 103 ± 3,19 x 103

4.1.1 **Comptage des micro-organismes mésophiles**

En ce qui concerne la numération totale des mésophiles (PCA), une valeur maximale de 1,84 x 10^4 CFU g^{-1} a été obtenue, et une valeur moyenne de 3,54 x 10^3 CFU g^{-1} . La valeur minimale coïncide avec la limite de détection de la technique (1,0 x 10 CFU g$^{1-1}$).

Le test de corrélation linéaire et la corrélation de Pearson ont été réalisés afin d'évaluer l'interrelation des comptages dans les trois temps évalués, pour chaque échantillon. Le test n'a pas montré de corrélation significative, pour l'indice de signification de 95% entre les valeurs des traitements proposés (P=0,21). En complément, le degré de corrélation linéaire entre les points a été évalué et un r^2 = 0,35 a été obtenu, indiquant l'absence de tendance dans le rapport des comptages, ce qui indique des sources distinctes de contamination.

4.1.2 *Staphylocoque à* coagulase positive

Le nombre de *Staphylococcus* coagulase positifs avait une valeur maximale de

2,17 x 102 CFU g^{-1} et une valeur moyenne de 3,89 x 10 CFU g^{-1} . La limite établie par la législation brésilienne étant l'absence totale de micro-organismes de ce genre, certains lots d'échantillons sont impropres à la consommation.

Par corrélation linéaire entre les points, un r^2 = 0,30 a été obtenu, ce qui suggère l'absence de tendance dans le rapport des comptages, et la contamination par la manutention. La corrélation de Pearson n'était pas significative, pour l'indice de 95% de signification entre les valeurs des traitements proposés (P=0,25).

4.1.3 **Champignons filamenteux**

En ce qui concerne les champignons filamenteux (DRBC), nous avons obtenu une valeur minimale de 4,0 x 10 CFU g^{-1} , une valeur maximale de 2,55 x 103 CFU g^{-1} et une valeur moyenne de 8,14 x 102 CFU g^{-1} , comme le montre le tableau 1. A partir des identifications des genres et des principales espèces de champignons filamenteux, nous avons exposé dans le tableau 2, la distribution de fréquence.

La corrélation linéaire entre les points a montré un r2 = 0,16, sans tendance dans le rapport des comptages, indiquant diverses sources de contamination parmi les comptages. La corrélation de Pearson n'a pas montré de corrélation significative, pour l'indice de signification de 95% entre les valeurs des traitements proposés (P=0,42).

4.1.4 **Champignons xérophiles**

Dans la numération de la gélose DG18, il a été possible d'observer une valeur minimale de 1,17 x 102 CFU g^{-1} , une valeur maximale de 6,61 x 10^3 CFU/g et une valeur moyenne de 2,34 x 10^3 CFU g^{-1} .

Dans le test de corrélation de Pearson, aucune corrélation significative n'a été observée entre les parcelles analysées (P=0,68), pour l'indice de signification de 95%. En évaluant le degré de corrélation linéaire entre les points, on a obtenu un r2=0,67 ; aucune tendance n'a été notée dans les comptages, ce qui laisse supposer diverses sources de contamination.

Dans l'évaluation de l'analyse de fréquence, on a appliqué l'ANOVA, le test T a été appliqué pour comparer les traitements et la différence entre les traitements n'était pas significative pour un indice de 95% de signification (P=0.23), étant exposé dans le tableau 1.

Tableau 2 : Fréquences absolues et en pourcentage des souches fongiques des genres isolés <u>dans les échantillons de suppléments pour nouveau-nés.</u>

Genre fongique	Nombre absolu en UFC	Fréquence (%)
Charge fongique totale des échantillons évalués		
Aspergillus sp.	21	26,58
Eurotium sp.	21	26,58
Penicillium sp.	19	24,05
Cladosporium sp.	6	7,59
Mucor sp.	6	7,60
Fusarium sp.	6	7,60
Total	79	100,0

Outre les comptages, une grande variété de champignons a également été observée. Les genres suivants ont été isolés : *Aspergillus, Cladosporum, Eurotium, Fusarium* et *Penicillium.* Parmi le genre *Aspergillus, on a* trouvé des spécimens des espèces *A. flavus, A. fumigatus, A. ocracius, A. oryzae, A. parasiticus* et *A. niger.* Du genre *Penicillium,* les espèces *P. citrinum, P. citronigrum, P. clavatus.* Du genre *Fusarium, les* espèces *P. verticillioides* et *P. solani* ont été isolées.

4.1.5 Courbe cinétique de développement des micro-organismes

Dans les figures 1 et 2 ci-dessous, on a interprété les courbes de comptage en UFC g^{-1} , des deux échantillons analysés, dans les trois temps analysés : Initial (T1), après traitement thermique (T2) et réfrigéré après 24 heures de réhydratation (T3).

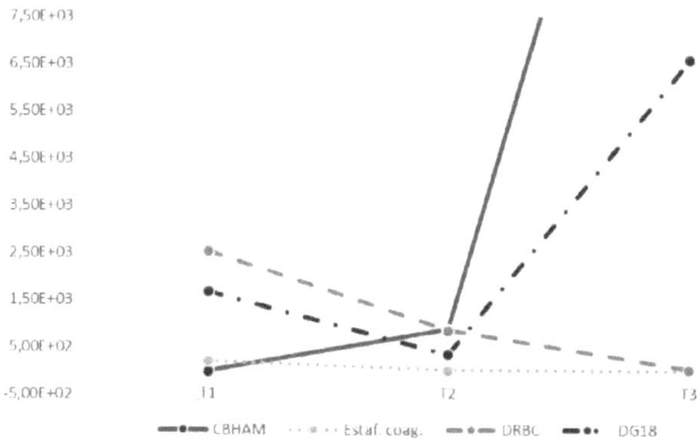

Figure 1 : Courbes de comptage des bactéries mésophiles (CBHAM), des *staphylocoques* (Staph. coag.), des champignons filamenteux (DRBC) et des champignons xérophiles (DG18) aux temps (T1, T2 et T3). - Echantillon X

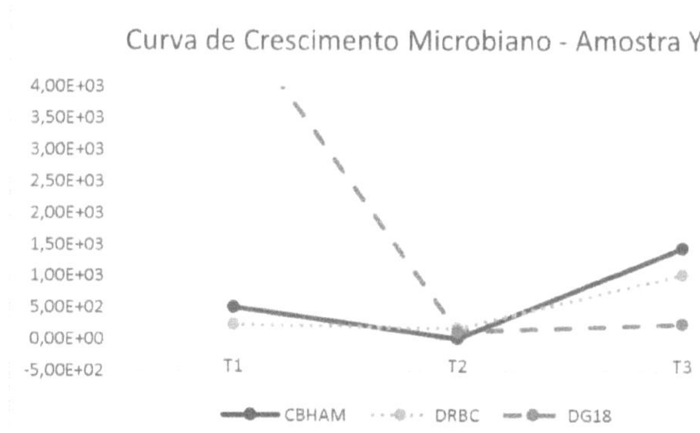

Figure 2 : Courbes de comptage des bactéries mésophiles (CBHAM), des champignons filamenteux (DRBC) et des xérophiles (DG18) aux temps (T1, T2 et T3). - Echantillon Y

4.1.6 **Analyse de l'aflatoxine M1**

Tous les échantillons analysés sont restés en dessous de la limite de détection de la technique comme observé dans le tableau 3 :

Tableau 3 : Concentrations de mycotoxines (pg kg^{-1}) dans les préparations pour nourrissons.

Échantillons	T1	T2	T3
X	<0,013	<0,013	<0,013
Y	<0,013	<0,013	<0,013

*LOD : <0,013 pg kg^{-1}

4.2 DISCUSSION

4.2.1 **Comptage bactériologique**

En analysant les deux échantillons au point d'origine (T1), une différence significative a été observée entre les valeurs de comptage microbien. L'échantillon X n'a montré aucune valeur de comptage pour les mésophiles aérobies tandis que l'échantillon Y a montré une valeur de comptage initiale de 5,0 x 10^2 CFU g .$^{-1}$

La législation brésilienne ne prévoit pas de norme de qualité pour la numération des bactéries aérobies mésophiles dans les préparations pour nourrissons. En comparaison, la FDA dispose du "Compliance Program Guidance Manual" pour la fabrication des préparations pour nourrissons. Dans le manuel, jusqu'en 2018, la limite maximale pour ce type de micro-organisme dans les préparations pour nourrissons était de 10^4 UFC g^{-1} ou mL^{-1} . Étant utilisé dans la présente étude comme un facteur comparatif pour l'évaluation de la qualité hygiénique-sanitaire, dans laquelle les formules ont été manipulées (FAO, 2006).

En comparant le résultat de 5,0 x 10^2 CFU g^{-1} avec la norme établie par la FDA pour le CBHAM, il a été observé que la numération obtenue était inférieure à celle recommandée dans le manuel. Malgré la contamination initiale, l'échantillon est conforme, c'est-à-dire propre à la consommation.

En ce qui concerne le deuxième point analysé (T2), les deux échantillons ont montré des comportements différents lors de l'évaluation de la courbe de croissance du CBHAM. Parce que la réduction du premier point de la courbe T1, de l'échantillon Y, a atteint la limite de détection de la technique (< 1.0 x 10 CFU mL^{-1}). Selon Kim et Park, 2007 ; Chen et al. 2009 ; Osaili et al. 2009 ; cette réduction est due à l'ajout d'eau chauffée pour la remise en suspension des préparations pour nourrissons, ce qui endommage la structure cellulaire et inactive les cellules viables. Beuchat et al, 2013 ont également souligné que la possibilité de croissance microbienne après réhydratation est un fait qui doit être pris en compte dans la consommation de compléments alimentaires, en particulier lorsque le produit n'est pas chauffé après sa préparation.

Selon les directives des fabricants, l'eau chauffée à au moins 70°C doit être utilisée dans la préparation des préparations pour nourrissons, une température suffisante pour provoquer l'inactivation microbienne. Ce fait a été corroboré par Kim et Park (2007) qui ont évalué la présence et la thermorésistance de *C. sakazakii* dans des préparations pour nourrissons et ont constaté une réduction de 1 - 2 log CFU/g en utilisant de l'eau à 60°C lors de la remise en suspension et une réduction de 4 - 6 log CFU/g en utilisant de l'eau à 70°C. Chen et al. (2009) et Osaili et al. (2009) dans des études ultérieures ont trouvé une réduction microbienne de 2 - 5 log CFU/g avec l'ajout d'eau à 60°C, ce qui prouve l'effet inhibiteur observé dans la présente étude.

En comparant les deux marques étudiées, pour la marque X, figure 1, le comportement inverse de l'échantillon Y a été observé au moment évalué (T2), avec des valeurs de comptage qui augmentent, atteignant des valeurs plus élevées par rapport à T1 (8,83 x 10^2 CFU mL^{-1}), augmentant exponentiellement jusqu'à T3 (1,84 x 10^4 CFU mL^{-1}).

Buchanan ; Oni 2012 ; et Reginato et al., 2014 ont déclaré que l'augmentation de la numération des CBHAM indique des conditions d'hygiène insatisfaisantes lors de la manipulation, avec une possible accumulation de bactéries dans les équipements utilisés pour la reconstitution de ces formules. Ce qui permet de supposer que l'augmentation du nombre de CBHAM des échantillons analysés se produit comme décrit par les auteurs.

La contamination due à la manipulation des échantillons est plus évidente dans l'échantillon X, observée dans le parallèle entre la qualité de l'échantillon à T1 et l'augmentation du nombre à T2. Cependant, lorsque les échantillons ont été réfrigérés pendant 24 heures après leur préparation, une croissance excessive des microorganismes a été constatée dans les deux échantillons (T3). L'échantillon X avait un compte de 1,84 x 10^4 CFU mL^{-1} , figure 1, tandis que l'échantillon Y est resté en dessous de 1,50 x 10^3 CFU mL^{-1} , figure 2.

Malgré l'utilisation d'eau à 70°C, l'augmentation du nombre de micro-organismes peut être attribuée à l'utilisation d'ustensiles mal nettoyés, comme l'ont observé Almeida et al. (1998) qui ont désigné les ustensiles utilisés comme l'une des principales causes de cette contamination lors de la reconstitution de préparations pour nourrissons en milieu hospitalier, où le nombre de CBHAM a augmenté jusqu'à deux cycles logarithmiques. Rossi et al. (2010), dans des études ultérieures, ont également évalué les ustensiles utilisés pour la préparation des préparations pour nourrissons et des valeurs de comptage moyennes de 5,24 x 10^6 CFU g^{-1} ont été observées, mettant en évidence l'énorme charge microbienne véhiculée présente dans les ustensiles utilisés dans la préparation de ces formulations, reflétée dans le comptage final de 4,9 x 10^7 CFU g^{-1} ou mL^{-1} de CBHAM dans les préparations pour nourrissons analysées. Ainsi, la croissance observée dans le présent travail est corroborée.

Un autre facteur à prendre en compte dans cette augmentation du nombre d'UFC est le manipulateur avec la source de contamination, comme l'ont démontré Santos et al. (2014) qui ont mis en évidence des valeurs de comptage supérieures à 5,8 x 10^7 UFC g^{-1} lors de l'analyse des mains des manipulateurs. Nienov et al. (2009), dans une étude évaluant la qualité microbiologique des préparations pour nourrissons, ont examiné différentes équipes pendant la routine de lactation et ont trouvé un pourcentage de > 50 % de contamination par des bactéries mésophiles dans les échantillons évalués, ce qui prouve le rôle des manipulateurs comme propagateurs potentiels de micro-organismes pathogènes.

Parmi les échantillons analysés, on a observé dans l'échantillon X la présence de *staphylocoques* à coagulase positive (figure 1). Au premier point analysé (T1), un compte de 2,17 x 10^2 CFU g^{-1} a été observé, qui a diminué avec le temps (T2 = 1,67 x 10 CFU mL^{-1}) jusqu'à ne plus être détecté au T3.

Dans le cas des préparations pour nourrissons ayant une reconnaissance commerciale et une marque établie sur le marché, la numération au premier point s'est avérée supérieure à la valeur autorisée par la législation brésilienne, qui recommande l'absence totale de ce type de micro-organisme (BRASIL, 2001).

Cependant, si l'on compare l'analyse des mésophiles totaux et des *staphylocoques* coagualase positifs de l'échantillon X, on peut dire que la contamination qui s'est produite était due à des défauts de manipulation, comme l'ont démontré Almeida et al. (1998) et Nienov et al. (2009). Buchanan et Oni (2012) ont souligné que les microbiotes mentionnés ne sont présents que sporadiquement et à des niveaux très faibles dans les préparations pour nourrissons, car ils sont des colonisateurs de la peau, de la bouche et du nez des manipulateurs. Santos et al. (2014) ont observé des comptes allant jusqu'à $2,8 \times 10^6$ CFU g^{-1} lors de l'analyse des mains des manipulateurs. Ceci corrobore la contamination observée dans la présente étude.

Lors de l'évaluation de T2, on a de nouveau observé la réduction des comptes microbiens après l'ajout d'eau à 70°C pour la remise en suspension. Cette température est capable d'inhiber de manière exponentielle la croissance des *Staphylococcus* coagulase positive comme l'ont décrit Kennedy et al (2005) dans leur étude où une valeur moyenne de réduction décimale de 4,8 à 6,6 min a été observée à 60°C lorsqu'ils ont été chauffés dans un bouillon. La valeur de réduction a été soulignée par Nema et al. (2007) où des souches de *Staphylococcus aureus* extrêmement résistantes à la chaleur ont été trouvées dans des épidémies d'origine alimentaire et des valeurs D à 60°C > 15 min ont été observées dans le bouillon.

4.2.2 **Numération fongique**

La croissance des champignons filamenteux (DRBC) a présenté le même modèle de comportement dans les deux échantillons analysés, comme le montrent les figures 1 et 2.

Le mycobiote, aux premiers points analysés (T1) de chaque échantillon, a montré des valeurs élevées pour le nombre de champignons, $2,55 \times 10^3$ CFU g^{-1} pour l'échantillon X (figure 1) et $2,33 \times 10^2$ CFU g^{-1} pour l'échantillon Y (figure 2). Les emballages ayant été ouverts au moment de la collecte, la contamination initiale peut provenir de la matière première et de la manipulation pendant le traitement technologique. Santos et al. (2014) ont attribué la contamination à la fois à la qualité inférieure des matières premières qui composent le produit final, et à des défaillances dans la transformation du produit.

Les dénombrements élevés ainsi que la variété des genres et des espèces fongiques trouvés peuvent être justifiés par la diversité des ingrédients présents dans les compléments alimentaires, chaque ingrédient étant susceptible d'être contaminé pendant sa production, son stockage et son transport.

La contamination fongique se retrouve souvent dans les aliments à faible activité de l'eau, tels que les aliments en poudre, notamment les aliments riches en protéines et en glucides (MOURA et al., 2014 ; SANTOS et al., 2014). Les champignons filamenteux ont le potentiel de se propager par les conidies, qui leur confèrent une résistance telle que : les adversités environnementales et les températures extrêmes. Ainsi, les produits ayant un potentiel de désinfection, tels que ceux employés pour l'asepsie et la désinfection des ustensiles utilisés lors des manipulations, n'ont souvent aucune efficacité pour contrôler les conidies fongiques.

Les champignons sont connus comme des contaminants environnementaux. Par conséquent, l'endroit où les échantillons sont manipulés est également un point critique pour l'analyse de la numération fongique. En raison de la dispersion facile de ces micro-organismes et de l'inefficacité des protocoles de nettoyage, des champignons peuvent être trouvés dans les systèmes de ventilation fermés collés aux filtres utilisés, étant des indicateurs biologiques avec une limite maximale de 7,50 x 10^2 CFU m^{-3} (BRASIL, 2003b).

Martins-Diniz et al. (2005) ont évalué la présence de champignons dans les environnements hospitaliers et ont obtenu des valeurs moyennes de 3,33 x 10^3 CFU m^{-3} dans les unités de soins intensifs, valeurs bien supérieures à celles recommandées par la législation brésilienne. Dans d'autres études, des valeurs élevées de contamination fongique ont été observées dans des environnements hospitaliers, en considérant principalement le plateau du système de climatisation comme la principale source de prolifération microbienne et les genres *Aspergillus* spp. et *Penicillium* spp. comme les contaminants fongiques les plus fréquents (AFONSO et al., 2004 ; MOBIN ; SALMITO, 2006 ; QUADROS et al., 2009).

Lors de l'analyse au deuxième point dans le temps (T2), une baisse significative de la numération a été observée après l'ajout d'eau chaude pour la remise en suspension des échantillons, atteignant des valeurs de 8,67 x 10^2 CFU mL^{-1} pour l'échantillon X et de 1,67 x 102 CFU mL^{-1} pour l'échantillon Y, comme le montrent les figures 1 et 2.

De même que pour les bactéries, l'ajout d'eau chaude aux échantillons était suffisant pour provoquer l'inactivation ou la sporulation des champignons jusqu'à ce que l'échantillon soit à nouveau dans des conditions favorables à la croissance, comme l'ont démontré Marroni et al (2009). Doyle et Marth (1975) ont démontré dans leurs études que les conidies des espèces du genre *Aspergillus* sont inactivées lorsqu'elles sont soumises à une plage de température de 45° - 60°C. Solomon et al. (2009) ; Shearer et al. (2002) ; Groot et al. (2019) ont corroboré les résultats observés précédemment concernant l'utilisation de l'application du chauffage à 60°C pour inactiver les champignons du genre *Penicillium*.

Lors de l'évaluation du troisième point, la courbe de croissance des champignons filamenteux différait entre les deux échantillons. Dans l'échantillon X (Figure 1), on continue d'observer la diminution de la concentration microbienne de champignons filamenteux, causée par l'incapacité de reprendre la forme filamenteuse en raison de l'ajout d'eau et donc de réduire le nombre de cellules viables, pour atteindre des valeurs proches de zéro. En se basant sur le comportement de la courbe de croissance, on peut affirmer que la contamination de l'échantillon X provient principalement de défaillances lors de la fabrication du produit, ce qui est mis en évidence par l'inactivation.

Alors que dans l'échantillon Y (figure 2), il y a eu une augmentation par rapport au comptage précédent, obtenant un comptage de 1,03 x 10^3 CFU mL^{-1} . Les contaminants de l'échantillon Y avaient une capacité de germination plus élevée que l'autre échantillon analysé, un fait qui peut être attribué à la contamination environnementale pendant la manipulation, qui a introduit des cellules viables qui n'ont pas été aussi affectées par l'ajout d'eau chauffée. Ces cellules, bien qu'ayant été inactivées à T2, n'ont pas subi de dommages cellulaires aussi graves qui ont permis la croissance pendant la période de stockage de 24 heures.

Quant à l'analyse des champignons xérophiles (DG18), les deux échantillons ont trouvé des valeurs élevées en T1 (figures 1 et 2). Dans l'échantillon X, une valeur de 1,68 x 10^3 CFU g^{-1} a été observée tandis que l'échantillon Y avait une valeur plus élevée (5,07 x 103 CFU g^{-1}).

Les champignons xérophiles sont connus pour se développer dans des environnements à activité hydrique réduite, indépendamment d'autres facteurs de croissance (PITT, 1998). Il a été considéré que le mycobiote initial isolé provient de l'échantillon lui-même. Ainsi, la qualité des matières premières utilisées dans leur formulation doit être contrôlée afin d'éviter cette charge en contaminants.

Le mode de stockage des préparations pour nourrissons influence la croissance fongique, comme le montre la différence de dénombrement entre les deux marques distinctes. La facilité des champignons à se développer dans des aliments à faible activité de l'eau (Aa), la production de conidies et la capacité des compléments en poudre à réabsorber l'humidité de l'environnement sont également des facteurs de grande importance, surtout si l'on considère le groupe de population auquel sont destinés les compléments alimentaires analysés (FAO, 2006).

Le comportement de la courbe de croissance des champignons xérophiles a été le même que celui des champignons filamenteux dans T2, avec une diminution d'un cycle logarithmique de la concentration cellulaire des deux échantillons due à la remise en suspension de l'échantillon dans de l'eau chauffée à 70°C, ce qui est similaire aux données citées dans la littérature (DOYLE ; MARTH, 1975 ; GROOT et al., 2019 ; SALOMAO et al., 2009 ; SHEARER et al., 2002).

Quant à la troisième période analysée, les courbes de croissance ont montré des comportements différents entre les marques par rapport à la courbe de croissance des champignons filamenteux.

Dans l'échantillon X (figure 1), on peut observer que la croissance des champignons xérophiles était assez élevée, avec des comptes supérieurs à 10^3 CFU mL^{-1} , tandis que de faibles comptes de champignons filamenteux ont été observés de l'ordre de 10 CFU mL .$^{-1}$

Bien que l'échantillon contienne une charge microbienne élevée provenant de la fabrication (T1), l'augmentation exponentielle de la croissance est étroitement liée à la contamination environnementale pendant la phase de manipulation, étant donné l'inactivation cellulaire drastique observée en T2.

Contrairement à l'échantillon X, dans l'échantillon Y, une croissance insignifiante des champignons xérophiles a été trouvée à T3 (1,17 x10^2 CFU mL^{-1} à T2 et 2,38 x 102 CFU mL^{-1}). D'après la constance du nombre de cellules de l'échantillon Y tout au long des derniers points analysés, on peut affirmer que pendant la manipulation et le stockage de l'échantillon remis en suspension, il n'y a pas eu de contamination environnementale comme dans l'échantillon précédent. La faible croissance à T3 est due à des cellules présentes à T1 dont les fonctions ont été rétablies après l'application du traitement thermique à T2.

Parmi les champignons xérophiles, il existe un groupe appelé xérophile modéré, qui est capable de se développer dans un milieu à faible activité de l'eau et ne nécessite pas de milieu spécifique pour sa croissance. Ce groupe comprend les espèces des genres *Aspergillus* et *Penicillium* (SAMSON, 2002). L'identification primaire des colonies trouvées a révélé des membres des genres *Aspergillus* et *Penicillium,* confirmant ainsi une contamination due à un contrôle inefficace de l'assainissement du système de climatisation, comme décrit par d'autres études (AFONSO et al., 2004 ; MOBIN ; SALMITO, 2006 ; QUADROS et al., 2009).

4.2.3 **Évaluation des mycotoxines**

Après avoir effectué les analyses fluorimétriques, aucune concentration d'AFM1 n'a été trouvée dans les échantillons analysés à aucun des trois points analysés dans l'étude, étant en dessous de la limite de détection comme indiqué dans le tableau 3.

Dans la législation brésilienne, la limite maximale de l'AFM1 est de 0,50pg kg^{-1} du produit final, et 100% des échantillons analysés étaient dans les limites recommandées par la législation. En ce qui concerne les normes internationales, la Communauté européenne (2006) mentionne la concentration de 0,05pg kg^{-1} ou L^{-1} d'AFM1 dans les préparations pour nourrissons.

L'absence de mycotoxines dans les échantillons évalués dans le présent travail sont suggestifs de l'augmentation progressive de la précaution et du contrôle des mycotoxines au niveau mondial, comme décrit par Alvito et al. (2010), Meucii et al. (2009) et Tonon, Savi et Scussel (2018).

La prudence à l'égard de l'AFM1 doit commencer dès la qualité initiale de l'échantillon, car la toxine est thermorésistante et survit à des températures élevées, comme l'ont démontré Iha et al. (2013), dans lesquels des concentrations d'AFM1 ont été trouvées dans une fourchette de 20 à 760 ng kg^{-1} dans 100 % des échantillons de lait UHT et en poudre évalués.

5 CONCLUSION

Les produits analysés étaient conformes à la législation brésilienne et aux normes internationales en vigueur. Ils sont considérés comme propres à la consommation, mais la nécessité d'une consommation immédiate après remise en suspension est renforcée afin d'éviter un développement microbien indésirable.

Bien que les produits analysés aient été conformes, les contaminations signalées dans cette étude indiquent la nécessité d'efforts plus importants concernant le contrôle du processus de fabrication des produits, qu'il s'agisse de la qualité de la matière première utilisée ou des processus de nettoyage des équipements utilisés par l'industrie. En outre, il est nécessaire de former périodiquement les professionnels des unités de lactation qui manipuleront ces produits et de revoir les protocoles de nettoyage des ustensiles utilisés.

6 RÉFÉRENCES BIBLIOGRAPHIQUES

ABARCA, M.L. ; BRAGULAT, MR. ; CASTELLA, G. ; CABANES, P.J. Production d'ochratoxine A par des souches d'*Aspergillus niger var. niger. Applied and Environmental Microbiology.* v.60, p 2650-2652, 1994.

ACKER, J. V. ; SMET, P. ; MUYLDERMANS, G. ; BOLGATEF, A. ; LAUWERS, S. Épidémie d'entérocolite nécrosante associée à *Enterobacter sakazakii* dans une préparation lactée en poudre. *Journal of Clinical Microbiology,* v. 39, n. 1, p. 293-297. 2001.

AFONSO, M. S. M. ; TIPPLE, A. P. V. ; SOUZA, A. C. S. ; PRADO, M. A. ; ANDERS, P. S. A qualidade do ar em ambientes hospitalares climatizados e sua Influência na ocorrência de infecções. *Revista Eletrónica de Enfermagem,* v. 6, n. 2, p. 181-188, 2004.

ALIJALOUD, S. O. ; IBRAHIM, S. A. ; FRASER, A. M. ; SONG, T. ; SHAHBAZI, A. Microbiological quality and safety of dietary supplements sold in Saudi Arabia. *Food Science and Nutrition.* v. 25. p. 593-596. 2013.

ALMEIDA, J.A.G.de ; GOMES, R. Amamentação : um híbrido natureza-cultura. *Revista latino-americana de enfermagem,* v. 6, n. 3, p. 71-76. 1998.

ALMEIDA, R.C.C. ; MATOS, C.O. ; ALMEIDA, P.P. Mise en œuvre d'un système HACCP pour la préparation des préparations pour nourrissons dans les hôpitaux. Food Control. v.10, p.181-197, 1999.

ALVITO, P. C. ; SIZOO, E. A. ; ALMEIDA, C. M. M. ; van EGMOND, H. P. Occurrence of Aflatoxins and Ochratoxin A in Baby Foods in Portugal. *Méthodes d'analyse des aliments,* v.
3, p. 22-30. 2010.

AMARAL, K. A. S. do ; JUNIOR, M. M. Métodos analíticos para a determinação de aflatoxinas em milho e seus derivados : Une revue. *Revista Analytica,* Maringá, n. 24, p. 60-62, 2006.

ANDERSSON, A. ; RÔNNER, U. ; GRANUM, P.E. Quels problèmes l'industrie alimentaire rencontre-t-elle avec les pathogènes sporulés *Bacillus cereus* et *Clostridium perfringens* ? *International Journal of Food Microbiology.* v.28, p. 145-155, 1995

AOAC. Association des chimistes analytiques officiels. *Official Methods of Analysis* 19 ed. Gaithersburgh, Maryland : Association of Official Analytical Chemists International 2007.

APHA. ASSOCIATION AMÉRICAINE DE SANTÉ PUBLIQUE. *Compendium de méthodes pour l'examen microbiologique des aliments.* 3 ed. Washington. 2015, 1219p.

AYTENFSU, S. ; MAMO, G. ; KEBEDEL, B. Review on Chemical Residues in Milk and Their Public Health Concern in Ethiopia. *Journal of Nutrition & Food Sciences,* v. 6, n

4. 2016.

BANDEIRA, M. G. L. ; SANTOS, A. S. ; ABRANTES, M. R. ; REBOUÇAS, G. G. ; SILVA,
M . E. T. ; PAIVA, W. S. ; MAIA, M. O. ; LIMA, L. S. C. ; SILVA, J. B. A. ; DAMACENO, M.
N . Profil de sensibilité des Staphylococcus spp. isolés des aliments aux antibiotiques d'usage pharmaceutique. Dans : *Proceedings of the XII Latin American Congress on Food Microbiology and Hygiene.* Blucher Food Science Proceedings, v. 1, n. 1, p. 23-24, São Paulo, 2014.

BANDO, E. ; OLIVEIRA, R. C. ; FERREIRA, G. M. ; MACHINSKI, M. Occurrence of antimicrobial residues in pasteurized milk commercialized in the state of Parana, Brazil. *Journal of Food Protection,* v. 72, p. 911-914, 2009.

BENNET, R. W. ; HAIT, J. M. ; TALLENT, S. M. *Staphylococcus aureus* and *Staphylococcal* enterotoxins in *Compendium of Methods for the Microbiological Examination of Foods,* 5 ed.

BENNET, R. W. ; TALLENT, S. M. ; HAIT, J.M. *Bacillus cereus* and *Bacillus cereus* toxins in *Compendium of Methods for the Microbiological Examination of Foods,* 5 ed.

BERENDSEN, B. ; STOLKER, L. ; DE JONG, J. ; NIELEN, M. ; TSERENDORJ, E. ; SODNOMDARJAA, R. ; CANNAVAN, A. ; ELLIOTT, C. Evidence of natural occurrence of the banned antibiotic chloramphenicol in herbs and grass. *Analytical and Bioanalytical Chemistry,* v. 397, n. 5, p. 1955-1963, 2010.

BEUCHAT, L. R. ; KOMITOPOULOU, E. ; BECKERS, H. ; BETTS, R. P. ; BOURDICHON, P. ; FANNING, S. ; JOOSTEN, H. M. ; KUILE, B. H. T. Low-Water Activity Foods : Increased Concern as Vehicles of Foodborne Pathogens. *Journal of Food Protection,* v. 76, n. 1, p. 150-172. 2013.

BRASIL. Ministère de la santé. Agence nationale de surveillance de la santé (ANVISA). Résolution du répertoire collégial - RDC n° 12, du 2 janvier 2001. Aprova o regulamento técnico sobre padrões microbiológicos para alimentos, em anexo. *Diário Oficial [da] União,* Brasília, DF, n. 7, p. 45, 10 jan. 2001. Section 1.

BRASIL. Ministère de la santé. Agence nationale de surveillance de la santé (ANVISA). Résolution de la direction collégiale - RDC n° 275, du 21 octobre 2002. Aprovar o Regulamento Técnico de Procedimentos Operacionais Padronizados aplicados aos Estabelecimentos Produtores/Industrializadores de Alimentos e a Lista de Verificação das Boas Práticas de Fabricação em Estabelecimentos Produtores/Industrializadores de Alimentos. *Diário Oficial [da] União,* Brasília, DF, n. 206, p. 126, 23 oct. 2002. Section 1.

BRASIL. Ministère de la santé. Agence nationale de surveillance de la santé (ANVISA). Résolution-RE n° 9, 16 janvier 2003. Détermine la publication d'un guide technique préparé par un groupe consultatif technique, sur les normes de référence pour la qualité de l'air intérieur dans les environnements artificiellement conditionnés à usage public et collectif. *Diário Oficial [da] União,* Brasília, DF, n. 114, p. 35, 20 jan. 2003, b. Section 1.

BRÉSIL. Ministère de l'agriculture et des approvisionnements. Décision normative n°
42, du 20 décembre 1999. Modifie le Plan national de contrôle des résidus dans les
produits d'origine animale - PNCR et les programmes de contrôle des résidus dans la
viande - PCRC, le miel - PCRM, le lait - PCRL et le poisson - PCRP. *Diário Oficial [da]
União,* Brasília, DF, n. 181, p. 253, 22 déc. 1999. Section 1.

BRASIL. Ministère de la santé. Agence nationale de surveillance de la santé (ANVISA).
Résolution du conseil collégial - RDC n° 253, du 16 septembre 2003. Cria o Programa
de Análise de Resíduos de Medicamentos Veterinários em Alimentos de Origem
Animal - PAMVet. *Diário Oficial [da] União,* Brasília, DF, n. 181, p. 90, 18 sep. 2003, a.
Section 1.

BRASIL. Ministère de la santé. Agence nationale de surveillance de la santé (ANVISA).
Résolution de la direction collégiale - RDC n° 44, 19 septembre 2011. Regulamento
técnico para fórmulas infantis de seguimento para lactentes e crianças de primeira
infância. *Diário Oficial [da] União,* Brasília, DF, n. 182, p. 92, 21 sept. 2011, a. Section
1.

BRASIL. Ministère de la santé. Agência Nacional de Vigilância Sanitária. Resolução
da diretoria collegiada- RDC n° 7, de 18 de fevereiro de 2011. Dispõe sobre limites
máximos tolerados (LMT) para micotoxinas em alimentos. *Diário Oficial [da] União,*
Brasília, DF, n. 7, p. 72, 22 fev. 2011b. Section 1.

BRASIL. Ministère de la santé. Agence nationale de surveillance sanitaire. Résolution
du directoire collégial- RDC n° 243, du 26 juillet 2018. Dispõe sobre os requisitos
sanitários dos suplementos alimentares. *Diário Oficial [da] União,* Brasília, DF, n. 144,
p. 100, 27 jul. 2018. Section 1.

BRASIL. Ministère de la santé. Anvisa. Agência Nacional De Vigilância Sanitária
(ANVISA). *Programme d'analyse des résidus de médicaments vétérinaires dans les
aliments (PAMvet).* Rapport 2006-2007, 2009.

BRODY - Pharmacologie humaine. 4. ed. Rio de Janeiro : Elsevier, 2006.724p. Centres
de contrôle et de prévention des maladies. *Page d'accueil E. coli.* Révisé en décembre
2014. Disponible à l'adresse suivante : <
http://www.cdc.gov/ecoli/general/index.html>. Accédé le 06 avril 2019.

BUCHANAN, R. L. ; ONI, R. Use of Microbiological Indicators for Assessing Hygiene
Controls for the Manufacture of Powdered Infant Formula. Journal of Food Protection,
V. 75, N. 5, P. 989-997. 2012.

BUZALSKI, T. H. ; REYBROECK, W. Antimicrobiens. Dans : *International Dairy
Federaltion standard (IDF/FIL).* Monographie sur les résidus et les contaminants dans
le lait et les produits laitiers. Bruxelles : IDF, 1997. Numéro spécial, p. 26-34

CALIL V. M. L. T. ; FALCÃO, M.C. Composição do leite humano : o alimento ideal.
Revista de Medicina, v. 82, p. 1-10. 2003.

CARNEIRO, M. ; FERRAZ, T. ; BUENO, M. ; KOCH, B. E. ; FORESTI, C. ; LENA, V.
P. ; MACHADO, J. A. ; RAUBER, J. M. ; KRUMMENAAUER, E. C. ; LAZAROTO, D.
M. The use of antimicrobials in a teaching hospital : a brief evaluation. *Revista da*

Associação Médica Brasileira, v. 57, n. 4, p. 421-424. 2011.

CDC. Centres de contrôle et de prévention des maladies. *Page d'accueil de Salmonella.* Révisé en avril 2019. Disponible à l'adresse suivante : < http://www.cdc.gov/salmonella/index.html>. Consulté le 26 avril 2015.

CDC. Centres de contrôle et de prévention des maladies. Intoxication alimentaire staphylococcique In *: Page d'accueil sur la sécurité alimentaire.* Révisé en août 2018. Disponible à l'adresse suivante : < http://www.cdc.gov/foodsafety/diseases/staphylococcal.html >. Consulté le 26 avril 2019.

CE. COMMUNAUTÉ EUROPÉENNE. Règlement n° 2073/2005 du 15 novembre 2005 concernant les critères microbiologiques applicables aux denrées alimentaires. *Journal officiel de l'Union européenne,* 22 décembre 2005.

CHEN, P. C. ; ZAHOOR, T. ; OH, S. W. ; KANG, D. H. Effect of heat treatment on *Cronobacter* spp. in reconstituted, dried infant formula : preparation guidelines for manufacturers. *Letters in Applied Microbiology,* v. 49, p. 730-737. 2009.

CLARK, N.C. ; HILL, B.C. ; O'HARA, C.M. ; STEINGRIMSSON, O. ; COOKSEY, R.C. Epidemiologic typing of *Enterobater sakazakii* in two neonatal nosocomial outbreaks. *Diagnostic Microbiology and Infectious Disease.* v.13, p.467-472. 1990.

CORTEZ, N. M. S. ; CALIXTO, P. A. A. ; CAMPOS, O. P. de ; ZOCCAL, R. ; FRANCO, R. M. ; CORTEZ, M. A. S. Évaluation de la production et de la qualité bactériologique et détection de bactériophages et d'agents antimicrobiens dans le lactosérum de fromage produit dans l'État de Rio de Janeiro. *Revista Brasileira Ciência Veterinária.* v. 20. n. 3. jul./set. p. 166-171. 2013.

COX, N. A. ; FRYE, J. G. ; McMAHON, W. ; JACKSON, C. R. ; RICHARDSON, J. ; COSBY, D. E. ; MEAD, G. ; DOYLE, M. P. *Salmonella* dans *Compendium of Methods for the Microbiological Examination of Foods,* 5 ed. Washington : American Public Health Association, 2015, 985p.

COSTA, R. B. L ; MONTEIRO, C. A. Consumo de leite de vaca e anemia na infância no Município de São Paulo. *Revista Saúde Pública,* v. 38, n. 6, p. 797-803. 2004.

CRUZ, D. C. S. ; SUMAM, N. S. ; SPÍNDOLA, T. Os cuidados imediatos prestados ao recém-nascido e a promoção do vínculo mãe-bebê. *Revista da Escola de Enfermagem USP,* v. 41, n. 4, p. 690-697. 2007.

DENOBILE, M. ; NASCIMENTO, E. S. Validation d'une méthode de détermination des résidus d'antibiotiques oxytétracycline, tétracycline, chlortétracycline et doxycycline dans le lait par chromatographie liquide à haute performance. *Revista Brasileira de Ciências Farmacêuticas,* v. 40, n. 2, p. 209-2018. 2004.

DILKIN, P. *Suine Mycotoxicosis :* Preventive, Clinical and Pathological Aspects. *Biológico,* 2002, 191p.

DOYLE, M. P. ; MARTH, E. H. Inactivation thermique des conidies d'*Aspergillus flavus* et *Aspergillus parasiticus. Journal of milk food technology,* v. 38, n. 11, p. 678-682.

1975.

EVANGELISTA, J. *Alimentos :* Une étude complète. Rio de Janeiro : Atheneu. 2009.

ESCOBAR, A. M. U ; OGAWA, A. R. ; HIRATSUKA, M. ; KAWASHITA, M. Y. ; TERUYA, P. Y. ; GRISI, S. Breastfeeding and socioeconomic cultural status : factors that lead to early weaning. *Revista Brasileira Saúde Materno Infantil,* v. 2, n. 3, p. 253-261.2002.

FAKRUDDIN, Md. ; RAHAMAN, Md. M. ; AHMED, M.M. ; HOQUE, Md. M. *Cronobacter sakazakii (Enterobacter sakazakii)* : An Emerging Foodborne Pathogen. *International Journal of Biomedical And Advance Research.* v.4, n.6, 2013.

FAO. ORGANISATION DES NATIONS UNIES POUR L'ALIMENTATION ET L'AGRICULTURE. CAC/GL 55, *Directives concernant les compléments alimentaires en vitamines et minéraux.* Rome. 2005.

FAO. ORGANISATION DES NATIONS UNIES POUR L'ALIMENTATION ET L'AGRICULTURE. CAC/RCP 66, *Code d'usages en matière d'hygiène pour les préparations en poudre destinées aux nourrissons et aux jeunes enfants.* Rome, 2008.

FAO/OMS Organisation des Nations unies pour l'alimentation et l'agriculture/Organisation mondiale de la santé. Norme générale pour les contaminants et les toxines dans les denrées alimentaires et les aliments pour animaux CXS 1931995. 2014. 65p.

FDA. TITLE 21 - FOOD AND DRUGS, CHAPTER I - FOOD AND DRUGS ADMINISTRATION, DEPARTMENT OF HEALTH AND HUMAN SERVICES, SUBCHAPTER B - FOOD FOR HUMAN CONSUMPTION. PARTIE 106 : EXIGENCES RELATIVES AUX PRÉPARATIONS POUR NOURRISSONS EN CE QUI CONCERNE LES BONNES PRATIQUES DE FABRICATION ACTUELLES, LES PROCÉDURES DE CONTRÔLE DE LA QUALITÉ, LES FACTEURS DE QUALITÉ, LES REGISTRES ET RAPPORTS ET LES NOTIFICATIONS. Code des règlements fédéraux. Titre 21, volume 2, 21CFR106. Révisé en date du 1er avril 2018.

FDA. U.S. Department of Health and Human Service Food and Drug Administration. *Manuel d'orientation du programme de conformité.* USA. 2006, 31. Composition des aliments, normes, étiquetage et économie.31 juillet 2006.

FELTRIN, C. W. ; MELLO, A. M. S. ; SANTOS, J. G. R. ; MARQUES, M. V. ; SEIBEL, N. M. ; FONTOURA, L. A. M. Quantification of sulfadimethoxin in milk by high performance liquid chromatography. *Química Nova,* v. 30, n. 1, p. 80-82. 2007.

FOMON S. J. Biodisponibilité du fer supplémentaire dans les céréales sèches pour nourrissons préparées commercialement. *Journal of Pediatrics,* v. 110, n. 4, p. 660-661. 1987.

FORSYTHE, S. J. *Microbiologia da Segurança Alimentar.* Porto Alegre : Artmed, 2002. 422p.

FRANCO, B.D.G.M. ; LANDGRAF, M. *Microbiologia de Alimentos.* São Paulo. Editora Atheneu, 2003, 182 p.

FRANCO, R. M. *Etiológicos Agentes de Doenças Alimentares.* Niterói : Editora UFF, 2012. 119p.

FRIEDRICZEWSKI, A. B., GANDRA, E. A. ; CONCEIÇÃO, R. C. S. ; CERESER, N. D. ; MOREIRA, L. M. ; TIMM, C. D. Formation de biofilm par *Staphylococcus aureus* isolé du fromage mozzarella fabriqué avec du lait de bufflonne et son effet sur la sensibilité aux désinfectants. *Acta Scientiae Veterinariae,* n. 46, v.1528, p. 1-6. 2018.

GASTALHO, S. ; SILVA, G. J. ; RAMOS, P. Utilisation d'antibiotiques en aquaculture et résistance bactérienne : impact sur la santé publique. *Acta Farmacêutica Portuguesa, v.*
3, n. 1, p. 29-45, 2014.

GERMANO, P. M. L. ; GERMANO, M. I. S. *Higiene e Vigilância Sanitária de Alimentos.* 4. ed. São Paulo : Manole, 2011. 1034 p.

GOMES, E. R. ; DEMOLY, P. Épidémiologie des réactions d'hypersensibilité aux médicaments. *Current Opinion in Allerqy and Clinical Immunoloqy,* v. 5, p. 309-316, 2005.

GROOT, M. N. ; ABEE, T. ; VEEN, H. B. Inactivation des conidies de trois *Penicillium* spp. isolées de jus de fruits par des technologies de conservation douces et des traitements de désinfection conventionnels et alternatifs. *Food Microbioloqy,* v. 81, p. 108-114. 2019.

GUERRA, A. ; RÊGO, C. ; SILVA, D. ; FERREIRA G. C. ; MANSILHA, H. ; ANTUNES, H. ; FERREIRA, R. Alimentação e nutrição do lactente. *Acta Pediátrica Portuguesa,* v. 43, n. 5, p.1-32. 2012.

HENNEKINNE, J. A. ; DE BUYSER, M. L. ; DRAGACCI, SYLVIANE. *Staphylococcus aureus* et ses toxines d'intoxication alimentaire : caractérisation et enquête sur les épidémies. *FEMS Microbiology reviews,* p. 1 -22. 2011.

ICMSF COMMISSION INTERNATIONALE DES SPÉCIFICATIONS MICROBIOLOGIQUES POUR LES ALIMENTS *Staphylococcus aureus.* Ch 17 In : *Les micro-organismes dans les aliments : Spécifications microbiologiques des pathogènes alimentaires.* Blackie Academic and Professional, 5 ed, Londres. 1996. p. 299-333.

ICMSF. COMMISSION INTERNATIONALE SUR LES SPÉCIFICATIONS MICROBIOLOGIQUES DES ALIMENTS. Les *micro-organismes dans les aliments :* caractéristiques des pathogènes microbiens. Londres : Blackie Academic & Professional, v.5. 1998. 513p.

IHA, M. H. ; BARBOSA, C. B. ; OKADA, I. A. ; TRUCKSESS, M. W. Aflatoxin M1 in milk and distribution and stability of aflatoxin M1 during production and storage of yoghurt and cheese. *Food Control,* v. 29, p. 1-6. 2013.

INNIS, S. M. ; DYER, R. ; NELSON, C. M. Evidence That Palmitic Acid Is Absorbed as sn-2 Monoacylglycerol from Human Milk by Breast-Fed Infants. *Lipides,* v. 29, n. 8, p. 541-545. 1994.

ISO. ORGANISATION INTERNATIONALE DE NORMALISATION.ISO/TS

22964:2006(E). *Lait et produits laitiers* - Détection d'*Enterobacter sakazakii*. 2006.

IVERSEN, C. ; FORSYTHE, S. J. Comparaison de milieux pour l'isolement d'*Enterobacter sakazakii*. *Applied and Environmental Microbiology*. v. 73. n. 1, p. 48-52. 2006.

IVERSEN, C. ; MULLANE, N. ; MCCARDELL, B. ; TALL, B. D. ; LEHNER, A. ; FANNING,
S . ; STEPHAN, R. ; JOOSTEN, H. *Cronobacter gen.* nov., un nouveau genre pour accueillir les biogroupes d'*Enterobacter sakazakii,* et proposition de *Cronobacter sakazakii* gen. nov., comb. nov. Cronobacter *malonaticus* sp. nov., Cronobacter *turicensis* sp. nov., Cronobacter *muytjensiisp. nov, Cronobacter genomospecies* 1, et de trois sous-espèces, Cronobacter *dublinensis subsp.* Dublinensis subsp. nov., *Cronobacter dublinensis subsp.* lausannensis subsp. nov. et *Cronobacter dublinensis subsp.* Lactaridi subsp. nov. *International Journal of Systematic and Evolutionary Microbiology.* v. 58, p.1442-1447. 2008.

JENSEN, R. G. La composition des lipides du lait bovin : janvier 1995 à décembre 2000. *Journal of Dairy Science,* v. 85, n. 2, p. 295-350. 2002.

JOHNSON, P. E. ; EVANS, G. W. Relative zinc availability in human breast milk, infant formulas, and cow's milk. *The American Journal of Clinical Nutrition,* v. 31, p. 416-421. 1978.

KAARME, J. ; HASAN, B. ; RASHID, M. ; OLSEN, B. Prévalence zéro des entérocoques résistants à la vancomycine chez les enfants suédois d'âge préscolaire. *Microbiologie Résistance aux médicaments.* v. 0. n. 0. fév. 2015.

KALYANTANDA, G. ; SHUMYAK, L. ; ARCHIBALD, L. K. Contamination des préparations en poudre pour nourrissons par des espèces de *Cronobacter* et conséquences pour la santé néonatale. *Frontiers in Pediatrics.* v. 3, Jul. 2015.

KASHLAN, N. B. ; HASSAN, A. S. ; SRIVASTAVA, V. P. ; MOHANA, N. A. ; SHUBBER, K. M. Elemental contents of milk-based and soy-based infant formulas marketed in Kuwait. *Food Chemistry,* v. 42, p. 57-64. 1991.

KASNOWSKI, M. C. ; MANTILLA, S. P. S. ; OLIVEIRA, L. A. T. ; FRANCO, R. M. Biofilm formation in the food industry and surface validation methods. *Revista científica eletrónica de medicina veterinária,* n. 15, p. 23. 2010.

KENNEDY, J. ; BLAIR, I. S. ; McDOWELL, D. A. ; BOLTON, D. J. Une enquête sur l'inactivation thermique de *Staphylococcus aureus* et le potentiel d'augmentation de la thermotolérance suite à un stockage réfrigéré. *Journal of Applied Microbiology,* v. 99, p. 1229-1235. 2005.

KIM, E. K. ; SHON, D. H. ; RYU, D. ; PARK, J. W. ; HWANG, H. J. ; KIM, Y. B. Occurrence of aflatoxin M1 in Korean dairy products determined by ELISA and HPLC. *Food Additives and Contaminants*, v. 17, n. 1, p. 59-64, 2000.

KIM, S. ; PARK, J. Thermal Resistance and Inactivation of *Enterobacter sakazakii* Isolates during Rehydration of Powdered Infant Formula. *Journal of Microbiology and*

Biotechnology, v. 17, n. 2, p. 364-368. 2007.

KLICH, M. A. *Identification des espèces communes d'Aspergillus.* Netherlends. Central bureau voor Schinmelcultures, 2002. 116p.

KORNACKI, J. L. ; GURTLER, J. B. ; STAWICK, B. A. *Enterobacteriaceae,* Coliforms, and *Escherichia coli* as Quality and Safety indicators in *Compendium of Methods for the Microbiological Examination of Foods,* 5 ed.

LANÇAS, P. M. Modern liquid chromatography and mass spectrometry : finally "compatible" ?, *Scientia Chromatographica,* São Paulo, v. 1, n. 2, p. 35-61, 2009.

LEAL, D. La croissance de l'alimentation hors foyer. *Food Security and Nutrition,* v. 17, n. 1, p. 123-132. 2010.

LEHNER, A. ; STEPHAN, R. Aspects microbiologiques, épidémiologiques et de sécurité alimentaire d'*Enterobacter sakazakii. Journal of Food Protection,* v. 67, n. 12, p. 2850-2857. 2004.

LOGAN, N. A. ; VOS, P. D. *Bacillus.in Bergey's Manual of Systematics of Archaea and Bacteria.* 2015.

LONNERDALL, B. Régulation des minéraux et oligo-éléments dans le lait humain : facteurs exogènes et endogènes. *Nutrition Reviews,* v. 58, n.8, p. 223-229. 2000.

LOPEZ, M. I. ; PETTIS, J. S. ; SMITH, I. B. ; CHU, P. Multiclass determination and confirmation of antibiotic residues in honey using LC-MS/MS. *Journal of Agricultural and Food Chemistry,* v. 56, p. 1553-1559, 2008.

MAHAN, L.K. ; ESCOTT-STUMP, S. *Alimentos, nutrição e dietoterapia.* 9ª ed. São Paulo : ROCA. 1998.

MARRONI, I. V. ; ZANATTA, Z. G. C. N. ; CASAGRANDE JUNIOR, J. G. ; UENO, B. ; MOURA, A. B. Efeito do tratamento com calor seco e água quente sobre a germinação e controle de micro-organismos associados às sementes de mamoneira. *Arquivos do Instituto Biológico,* v. 76, n. 4, p. 761-767. 2009.

MARTINS-DINIZ, J. N. ; SILVA, R. A. M. ; MIRANDA, E. T. ; MENDES-GIANNINNI, M. J. S. Monitoramento de fungos anemófilos e de leveduras em unidade hospitalar. *Revista Saúde Pública,* v. 39, n. 3, p. 398-405. 2005.

MERCK, *Manuel de microbiologie,* Berlin. Allemagne, 2002. 407 p.

MERCK, 2002, modifié par : FRANCO, R. M. ; MANTILLA, S. P. S. *Escherichia coli* in beef cuts (chuck) : evaluation of methodology and antimicrobial sensitivity to predominant serovars. In : SEMINÁRIO DE INICIAÇÃO CIENTÍFICA E PRÊMIO UFF VASCONCELOS TORRES DE CIÊNCIA E TECNOLOGIA, 14, 2004, Rio de Janeiro. **Annales...**Rio de Janeiro : UFF, 2004. CD. A utiliser dans les CD.

MEUCCI, V. ; RAZZUOLI, E. ; SOLDANI, G. ; MASSART, P. Détection de mycotoxines dans les laits maternisés en Italie. *Food Additives & Contaminants :* Part A, v. 27, n. 1, p. 6471. 2010.

MITCHELL, J. M. ; GRIFFITHS, M. W. ; McEWEN, S. A. ; McNAB, W. B. YEE, A. J. Résidus de médicaments antimicrobiens dans le lait et la viande : causes, préoccupations, prévalence, règlements, tests et performance des tests. *Journal of Food Protection,* v. 61, v.6, p. 742-756. 1998.

MOBIN, M. ; SALMITO, M. A. Microbiota fúngica dos condicionadores de air nas unidades de terapia intensiva de Teresina, PI. *Revista da Sociedade Brasileira de Medicina Tropical,* v. 36, n. 6, p. 556-559. 2006.

MONTANARI, C. ; SERRAZANETTI, D. I. ; FELIS, G. ; TORRIANI, S. ; TABANELLI, G. LANCIOTTI, R. ; GARDINI, P. New insights in thermal resistance of staphylococcal strains belonging to the species *Staphylococcus epidermidis, Staphylococcus lugdunensis* and *Staphylococcus aureus. Food Control,* v. 50, p. 605-612. 2015.

MOURA, P. L. C. ; MAIHARA, V. A. ; CASTRO, L. P. ; FIGUEIRA, R. C. L. Essential trace elements in edible mushrooms by Neutron Activation Analysis. Dans : *International Nuclear Atlantic Conference INAC 2007* (VIII ENAN), 2007, Santos. Actes de la Conférence internationale sur l'Atlantique nucléaire 2007- INAC 2007 (VIII ENAN), v. 1, p. 1
6. 2007.

MOURA, A. C. ; TASCA, A. C. ; PINTO, P. G. da S. ; SOARES, A. ; ASSUMPÇÃO, R. B. Qualité microbiologique de la farine de blé (Triticum aestivum) commercialisée dans la ville de Cascavel (Paraná). *Segurança Alimentar e Nutricional,* v. 21, n. 2, p. 499504. 2014.

NASCIMENTO, G. G. P. ; MAESTRO, V. ; CAMPOS, M. S. P. Ocorrência de residuos de antibióticos no leite comercializado em Piracicaba, SP. *Revista de Nutrição,* v.14, n.2, p. 119-124. 2001.

NELSON, P. T. ; TOUSSOIN, T. A. A ; MARASAS, W. E. O. (Eds.) *Fusarium* species. Un manuel illustré pour l'identification. The Pennsylvania State University Press, University Park, PA, Londres. 1983.

NEMA, V. ; AGRAWAL, R. ; KAMBOJ, D. V. ; GOEL, A. K. ; SINGH, L. Isolation et caractérisation de *Staphylococcus aureus* entérotoxigène résistant à la chaleur provenant d'une épidémie d'empoisonnement alimentaire dans le sous-continent indien. *International Journal of Food Microbiology,* v. 117, p. 29-35. 2007.

NES, I. P., DIEP, D. B., IKE, Y. Enterococcal Bacteriocins and Antimicrobial Proteins that Contribute to Niche Control. Dans : GILMORE M. S. ; CLEWELL D. B. ; IKE Y. ; SHANKAR N. éditeurs. *SourceEnterococci : From Commensals to Leading Causes of Drug Resistant Infection.* Boston : Massachusetts. Massachusetts Eye and Ear Infirmary, 2014, 674p.

NETTO, D. P. ; LOPES, M. O. ; OLIVEIRA, M. C. S. ; NUNES, M. P. ; MACHINSKI JUNIOR, M. ; BOSQUIROLI, S. L. ; BENATTO, A. ; BENINI, A. ; BOMBARDELLI, A. L.

C. ; VEDOVELLO FILHO, D. ; MACHADO, E. ; BELMONTE, I. L. ; ALBERTON, M. ; PEDROSO, P. P. ; SCUCATO, E. S. Enquête sur les principaux médicaments utilisés chez les bovins laitiers dans l'État du Paraná. *Acta Scientiarum. Animal Science,* v. 27,

n. 1, p. 145-151.2005.

NIENOV, A. T. ; MACEDO, M. B. ; FÉLIX, C. ; RAMOS, D. ; MOREIRA, Â. N. ; SILVA, P. E. A. Qualité hygiénico-sanitaire des préparations pour nourrissons données aux nouveau-nés. *Nutrire : revista da Sociedade Brasileira de Alimentação e nutrição,* v. 34, n. 2, p. 127-138. 2009.

NJONGMENTA, N. A. ; HALL, P. A. ; LEDENBACH, L. ; FLOWERS, R. S. Acid Producing Microorganisms in *Compendium of Methods for the Microbiological Examination of Foods,* 5 ed.

LE CNRC. Conseil national de la recherche. *Une évaluation du rôle des critères microbiologiques pour les aliments et les ingrédients alimentaires.* National Academy Press, Washington D.C., 1985. OLIVEIRA, J. C. *Tópicos em Micologia Médica.* 4°ed. Rio de Janeiro. 2014. 230p.

OLIVEIRA, M. N. *Tecnologia de produtos lácteos funcionais.* São Paulo : Editora Atheneu. 2009. 384p.

OLIVEIRA, C. A. P. ; GERMANO, P. M. L. Avaliação do desempenho do método do ensaio por enzimas imuno-adsorvidas (ELISA) em leite em pó reconstituído contaminado experimentalmente com aflatoxina M1. *Revista Saúde Pública,* v. 30, n. 6, p.542-548. 1996.

OMS. ORGANISATION MONDIALE DE LA SANTÉ. Fonds des Nations unies pour l'enfance, ministère de la Santé. *Guia de avaliação de Hospital Amigo da Criança.* Brasília : Ministère de la santé ; 2009.

ORDÓNEZ, J. A. *Tecnologia de Alimentos.* Porto Alegre : Artmed. 2005. 280 p.

OSAILI, T. M. ; SAKER, R. R. ; AL-HADDAQ, M. S. ; AL-NABULSI, A. A. ; HOLLEY, R. A. Résistance à la chaleur de *Cronobacterspecies (Enterobacter sakazakii)* dans le lait et les préparations alimentaires spéciales. *Journal of Applied Microbiology,* v. 107, p. 928-935. 2009.

PITT, J.L. ; HOCKING, A.D. *Fungi and food.* Londres : Black Academy & Professional Chapmam & Hall, 1998. 593p.

POPOFF, M. Y. ; LE MINOR, L. E. *Salmonella.* Dans : Bergey's Manual of Systematics of Archaea and Bacteria. 2015.

QUADROS, M. E. ; LISBOA, H. de M. ; OLIVEIRA, V. L. ; SCHIRMER, W. N. Air quality in hospital indoor environments : case study and critical analysis of current standards. *Revista Engenharia Sanitária,* v. 14, n. 3, p. 431-438. 2009.

RAISON-PEYRON, N. ; MESSAAD, D. ; BOUSQUET, J. ; DEMOLY, P. Anaphylaxie au boeuf chez un patient allergique à la pénicilline. *Allergy,* v. 56, n. 8, p. 796-797, 2001.

REGINATO, A. ; PENA, P. de L. ; TRENTO, P. K. S. ; GIODARNO, L. C. R. S. ; KINCHOKU, H. ; ANTUNES, A. E.C. Qualité microbiologique des préparations pour nourrissons administrées dans un hôpital public de la municipalité de Campinas, São

Paulo. *Segurança Alimentar e Nutricional, Campinas.* v. 21. n. 1. p. 387-394. 2014.

REIS, V. B. M. *Detecção E Caracterização Bioquímica e Molecular De Bacillus cereus Em Grains.* 2012. 78 p. Dissertation (Master en biotechnologie) - Universidade de Caxias do Sul, 2012.

REZENDE-LAGO, N. C. M. ; ROSSI JR, O. D. ; VIDAL-MARTINS, A. M. C. ; AMARAL, L. A. Occurrence of Bacillus cereus in whole milk and enterotoxigenic capacity of isolated strains. *Arquivo Brasileiro de Medicina Veterinária e Zootecnia,* v. 59, n. 6, p. 1563-1569. 2007.

RODRIGUES, M. X. ; DALL'AGNOLB, L. ; BITTENCOURTA, J. V. M. Enquête sur la présence de résidus d'antibiotiques dans le lait cru produit dans la région de Campos Gerais, Paraná. *UNOPAR Científica Ciência Biologicas e Saúde,* n. 14, v. 4, p. 237240, 2012.

ROSSI P. ; KABUKI D. Y. ; KUAYE A. Y. Avaliação microbiológica do preparo de fórmula láctea infantil em lactário hospitalar. *Revista do Instituto Adolfo Lutz,* v. 69, n. 4, p.503-509. 2010.

RYSER, E. T. ; SCHUMAN, J. D. Mesophilic Aerobic Plate Count dans *Compendium of Methods for the Microbiological Examination of Foods,* 5 ed.

SALIMENA, A. P. S. Biofilm formation in the food industry by *staphylococcus aureus* strains isolated from bovine mastitis. *CES Magazine,* v. 28, n. 1, p. 88102. 2014.

SALOMÃO, B. C. M. ; CHUREY, J. J. ; ARAGÃO, G. M. P. ; WOROBO, R. W. Modeling Penicillium expansum Resistance to Thermal and Chlorine Treatments. *Journal of Food Protection,* v. 72, n. 12, p. 2618-2622. 2009.

SAMSON, R.A. ; ELLEN S.H. ; FRISVARD J. *Introduction aux champignons alimentaires et aériens.* No. Ed. 7, Centraalbureau voor Schimmelcultures (CBS), 2004, 389 p.

SANTOS, J. S. ; OKANO, W. ; ARRAIS, B. C. D. ; COSTABEBER, I. H. ; SANTANA, E. H. W. Aflatoxin M1 in Dairy Products and Acid Lactic Bacteria as Biocontrol Agent in Milk. *Uniciências,* v. 18, n. 1, p. 51-56. 2014.

SANTOS, M. I. S. ; TONDO, E. C. Determinação de perigos e pontos críticos de controle para implantação de sistema de análise de perigos e pontos críticos de controle em lactário. *Revista de Nutrição,* v. 13, n. 3, p. 211-222. 2000. São Paulo, v. 64, n. 2, p.187-191, 2002.

SCHLEIFER, K.H. ; BELL, J. A. *Staphylococcus.* Dans : *Bergey's Manual of Systematics of Archaea and Bacteria.* 2015.

SCHOENI, J. L. ; WONG, A.C.L. *Bacillus cereus* Food Poisoning and its Toxins *Journal of Food Protection,* v.68, n.3, p.636-648. 2005.

SCOTT, P.M. Toxines naturelles. *Dans :* Cunnif, P. (ed). *Méthodes d'analyse officielles de l'Association of Official Analytical Chemists.* Gaithersburg, Maryland, 1997, 970.

SHAO, S. ; JIA, X. ; ZHANG, J. ; MENG, J. ; WU, H. ; DUAN, H. ; TU, X. Analyse multi-résidus de 16 bêta-agonistes dans le foie, les reins et les muscles de porc par spectrométrie de masse en tandem par chromatographie liquide à haute performance. *Food Chemistry*, v. 114, n. 3, p. 11151121, 2009.

SHEARER, A. E. H. ; MAZZOTTA, A. S. ; CHUYATE, R. ; GOMBAS, D. E. Heat resistance of juice spoilage microorganisms. *Journal of Food Protection,* v. 65, n. 8, p. 1271-1275. 2002.

SHUNDO, L. ; SABINO, M. Aflatoxin m1 in milk by immunoaffinity column cleanup with TLC/HPLC determination. *Brazilian Journal of Microbiology,v* : 37, p.164-167,2006.

SILVA, C. J. ; TEJADA, T. S. ; TIMM, C. D. Resistance of Salmonella isolated from humans and chickens to antimicrobials. *Revista Brasileira de Higiene e Sanidade Animal,* v. 8, n. 4, p. 120-131, 2014.

SILVA, J. M. B. ; HOLLENBACH, C. B. ; Fluoroquinolones X résistance bactérienne en médecine vétérinaire. *Arquivos do Instituto Biológico,* v. 77, n. 2, p. 363-369, 2010.

SILVA, N. ; JUNQUEIRA, V.C.A. ; SILVEIRA, N.P.A. *Manual de métodos de Análise Microbiológica de Alimentos.* São Paulo, 1997, p.53-58.

SILVA, R. C. ; ESCOBEDO, J. P. ; GIOIELLI, L. A. Composição centesimal do leite humano e caracterização das propriedades físico-químicas de sua gordura. *Química Nova*, v. 30, n. 7, p. 1535-1538. 2007.

SISMOTTO, M. ; PASCHOAL, J. A. R. ; REYES, P. G. R. Aspects analytiques et réglementaires dans la détermination des résidus de macrolides dans les aliments d'origine animale par chromatographie liquide associée à la spectrométrie de masse. *Química Nova,* v.36, n.3, p.449-461, 2013.

SOARES-SANTOS, V. ; BARRETO, A. ; SEMEDO-LEMSADDEK, T. Characterization of Enterococci from Food and Food-Related Settings. *Journal of Food Protection.* v. 78, n. 7, p.1320-1326. 2015.

STEWART, C. M. Staphylococcus *aureus* et les entérotoxines staphylococciques. In : HOCKING, A. D. (ed) *Foodborne microorganisms of public health significance.* 6 ed, Australian Institute of Food Science and Technology, Sydney. 2003. p. 359-380.

SVEC, P. ; DEVRIESE, L. A. *Enterococcus.* Dans : Bergey's Manual of Systematics of Archaea and Bacteria. 2015.

TONHI, E. ; COLLINS, K. E. ; JARDIM, I. C. S. P. ; COLLINS, C. H. Phases stationnaires pour la chromatographie liquide haute performance en phase inverse (HPLC-FR) basées sur des surfaces d'oxydes inorganiques fonctionnalisés. *Química nova*, Campinas, v. 25, n. 4, p.616-623, 2002.

TONON, K. M. ; SAVI, G. D. ; SCUSSEL, V. M. Application d'une méthode LC-MS/MS pour l'analyse des multimycotoxines dans les préparations pour nourrissons et les produits à base de lait pour jeunes enfants commercialisés dans le sud du Brésil. *Journal of Environmental Science and Health,* Part B, v. 0, n. 0, p. 1-7. 2018.

TRABULSI, L. B. ; ALTERTHUM, P. *Microbiologia.* 5ª ed. Rio de Janeiro : Atheneu 2008. 780 p.

TROMBETE, P. M. ; SANTOS, R. R. ; SOUZA, A. L. R. Résidus d'antibiotiques dans le lait brésilien : une revue des études publiées ces dernières années. *Revista Chilena de Nutrición,* v. 41, n. 2, p. 191-195, 2014.

TRUCKSESS, M. W. *Analyse rapide (méthodes de chromatographie sur couche mince et immunochimique) des mycotoxines dans les denrées alimentaires et les aliments pour animaux. Dans :* de Koe, W.J. ; Samsom, R.A. ; van Egmond, H.P. ; Gilbert, J. ; Sabino, M. (eds). Ponsen&Looyen, Wageningen, Pays-Bas, 2001, p.29-40.

USP. Pharmacopée des États-Unis. Attributs microbiologiques des suppléments nutritionnels et diététiques non stériles - *Suppléments nutritionnels et diététiques* <2022>. 2013.

VICTORIA, C. G. ; SMITH, P. G. ; VAUGHAN, J. P. ; NOBRE, L. C. ; LOMBARDI, C. ; TEIXEIRA, A. M. ; et al. Evidence for protection by breast-feeding against infant deaths from infectious diseases in Brazil. *Lancet,* 2, p. 319-22, 1987.

VIEIRA, A. A. ; MOREIRA, M. E. L. ; ROCHA, A. D. ; PIMENTA, H. P. ; LUCENA, S. L. Analyse du contenu énergétique du lait humain administré aux nouveau-nés de très faible poids de naissance. *Jornal de Pediatria,* v. 80, n. 6, p.490-494. 2004.

ORGANISATION MONDIALE DE LA SANTÉ & ALIMENTATION ET AGRICULTURE, ORGANISATION DES NATIONS UNIES. OMS, *Évaluation de la sécurité de certains mycotoxines dans les aliments (Who Food Additivies Series 47 / FAO Food and Nutrition Paper).* Genève, 2001.

ORGANISATION MONDIALE DE LA SANTÉ & ALIMENTATION ET AGRICULTURE, ORGANISATION DES NATIONS UNIES. *WHODiet, nutrition, and the prevention of chronic diseases : report of a joint WHO/FAO expert consultation* (Vol. 916). Genève, 2003.

ORGANISATION MONDIALE DE LA SANTÉ ET FONDATION DES NATIONS UNIES POUR L'ENFANCE.
OMS. *Stratégie mondiale pour l'alimentation du nourrisson et du jeune enfant.* Genève, 2009

ORGANISATION MONDIALE DE LA SANTÉ, FONDATION DES NATIONS UNIES POUR L'ENFANCE. OMS. *Raisons médicales acceptables pour l'utilisation de substituts du lait maternel.* Genève, 2009a

ORGANISATION MONDIALE DE LA SANTÉ, FONDATION DES NATIONS UNIES POUR L'ENFANCE. OMS. *Initiative des hôpitaux amis des bébés. Révisé, mis à jour et élargi pour les soins intégrés.* Genève, 2009b.

ORGANISATION MONDIALE DE LA SANTÉ, ORGANISATION DES NATIONS UNIES POUR L'ENFANCE
FUNDANTION. OMS. *Protéger, promouvoir et soutenir l'allaitement maternel dans les établissements fournissant des services aux mères et aux nouveau-nés : l'initiative révisée des hôpitaux amis des bébés.* Genève, 2018.

ZHENG, M. Z. ; RICHARD, J. L. ; BINDER, J. ; A review of rapid methods for the analysis of mycotoxins. *Mycopathologia.* 161 : 261-273, 2006.
*LOD : < 1,0 x 10^1 CFU g^{-1} ; * **a, b et c : les moyennes avec la même lettre dans les colonnes sont équivalentes, selon le test de Tukey (P < 0,05).

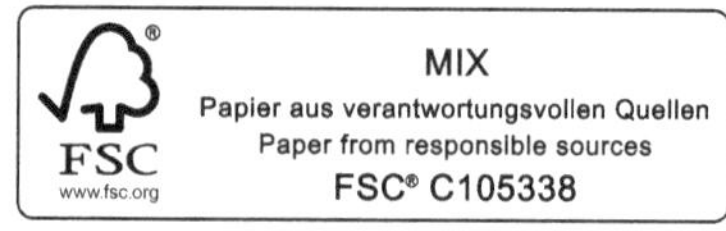

Printed by Books on Demand GmbH, Norderstedt / Germany